全国医学院校临床▨▨

供临床、预防、基▨
法医等专业本▨

总主编　▨　▨秀峰

儿科学见习指导

第 2 版

主　编　冯　伟

副主编　佘菊香　颜红霞

编　委　（按姓氏笔画排序）

石宏云　叶　琼　刘剑锋

刘梅梅　李湘红　李增波

胡　波　胡春艳　彭　芳

谢侨衡　颜红霞　潘德锋

秘　书　胡春艳

科学出版社

北　京

内 容 简 介

本书为临床、预防、基础、口腔、麻醉、影像、护理、法医等各类专业学生见习必备指导书。全书涵盖了儿科病历书写、药物使用原则、儿童保健、儿科常见病症、儿科常用诊疗操作技术等17个见习单元（64学时）内容。见习指导后编写了知识精要，还提供了复习思考题。

本书提供了临床见习教学程序、教学内容，对规范临床见习教学有重要的指导意义，是一本携带方便、实用价值较高的见习指导书和带教教师参考书。同时，对低年资住院医师也有所帮助，也是国家执业医师应试的参考书。

图书在版编目(CIP)数据

儿科学见习指导 / 冯伟主编. —2 版. —北京：科学出版社，2017.3

（全国医学院校临床课程见习指导丛书）

ISBN 978-7-03-051952-8

Ⅰ. ①儿… Ⅱ. ①冯… Ⅲ. ①儿科学-实习-医学院校-教学参考资料 Ⅳ. ①R77

中国版本图书馆 CIP 数据核字(2017)第 036630 号

责任编辑：王　颖 / 责任校对：刘亚琦
责任印制：赵　博 / 封面设计：陈　敬

科学出版社 出版

北京东黄城根北街 16 号
邮政编码：100717
http://www.sciencep.com

北京建宏印刷有限公司 印刷

科学出版社发行　各地新华书店经销

*

2009 年 2 月第 一 版　　开本：787×960　1/32
2017 年 3 月第 二 版　　印张：9 1/4
2024 年 2 月第十二次印刷　　字数：199 000

定价：45.00 元
（如有印装质量问题，我社负责调换）

第 2 版前言

"全国医学院校临床课程见习指导丛书"是南华大学主导编写的医学实践教学教材的重要组成部分。本教材由南华大学附属第二医院专家团队组织编写，于 2007年 8 月由科学出版社发行第 1 版。

本教材自发行以来，受到同行们关注，对已进入临床见习阶段的医学生自主学习、带教老师规范开展见习带教均起到了积极的作用。但医学发展日新月异，新知识、新理论、新理念不断提出；执业医师分阶段考核的执行，5+3 教学模式的开展，均要求对教材内容进行必要的修订。近年来，读者们对该教材提出了许多宝贵意见，反馈了大量使用信息，对我们修订本教材帮助很大。

再版的"全国医学院校临床课程见习指导丛书"以人民卫生出版社出版的"十二五"普通高等教育本科国家级规划教材第 8 版为蓝本，结合近年来循证医学证据，参考权威指南和专家共识进行修订。修订后的教材对结构、体例略有调整，增加见习阶段需要掌握的临床基本技能的内容，但总体仍保持简约、精炼的风格，相信本教材对医学生临床见习阶段学习及参加分阶段执业医师考核均能起到积极的作用。

本书在编写过程中得到了科学出版社、南华大学教务处、南华大学医学部、第二临床学院领导、教学科研部及各教研室的大力支持和帮助，在此谨致谢意！

由于编者才疏学浅，疏漏之处在所难免，恳请同仁不吝赐教，以便再版时予以修正。

何振华　张秀峰

2016 年 8 月于南华大学

第1版前言

 临床医学是一门理论性和实践性很强的科学,它需要掌握全面和扎实的理论知识来指导临床实践,同时在不断的实践中理解和掌握理论知识。儿科学是一门研究小儿生长发育规律、提高小儿身心健康水平和疾病防治质量的医学科学。它整体性强,涉及面广,是实践性、经验性、累积性很强的学科,学习中应遵循理论—实践—再理论—再实践的原则,这对于临床医师是十分重要的。

 为了帮助医学生系统掌握儿科学知识,提高学习效率,编者根据多年的临床教学心得,特别注意到临床见习阶段教师示范和指导的重要性,力求使学生在见习中把询问病史、体格检查、书写病历等所获得的资料进行归纳、综合、分析和判断,以加深对所学理论知识的理解,并使学生的临床思维得到启发与训练,为毕业实习打下良好的基础。

 本书对每单元的见习要求、学时、准备和过程做了具体规范,同时对儿科常见病的病史采集、体格检查做了重点提示。在此基础上编排的"知识精要"则是对儿科学重点知识简明扼要的全面综合,以帮助学生把握重点、理解难点、启发思维。本书既是临床医学生见习阶段的必备参考书,对低年资住院医师也有所帮助;同时,也是国家执业医师应试的参考书。

 本书编写得到南华大学教务处、医学院、第二临床学院领导、教学科研部门及各教研室的大力支持和帮助,谨致谢意。

　　由于学识和编写经验不足，书中缺点和错误难以避免，祈望广大读者批评指正。

何振华　张明亮

2006 年 12 月

目　　录

见习一（1） 儿科完全病历写作

儿科病历是对儿科疾病发生、发展的客观、全面、系统的科学记载。它不但对患儿疾病的正确诊断与治疗有着现实的指导意义，而且是临床教学、科研、预防工作必不可少的客观资料。同时也是衡量医疗质量的重要标志。儿科病历书写是每个医学生必须掌握的一项基本技能。

【见习要求】

1. 掌握儿科病史的询问方法。

2. 掌握儿科完全病历写作和体格检查的特点。

【见习时数】 3学时。

【见习准备】 体重计、温度计、血压计、皮尺或测量床、听诊器、压舌板、棉签、叩诊锤、手电筒、手表、钢笔、小儿玩具等。

【见习过程】 按每2~3人一组分若干组，分别担任记录病史，做体格检查，参阅实习指导并记录病史，最后整理原始资料，按儿科完全病历书写格式及内容。每人写一份交指导教师评阅。

儿科完全病历

儿科完全病历的内容与要求：病史采集必须真实、完整、系统、条理、规范。体查时应态度和蔼、动作轻柔、举止端庄，取得合作。

【一般资料】 姓名、年龄（采用实际年龄：新生儿记录天数，婴儿记录月数，1岁以上记录几岁几个月）、性别、出生地（省、市、县）、民族、现在住址、职业、入院日期、病历书写日期、病史叙述者及其可靠性。

【**主诉**】 就诊的主要原因、发病情况和时间（20个字以内）。

【**现病史**】 围绕主诉详细地记录从起病到就诊时疾病的发生、发展及其变化的经过和诊治情况。主要包括：

1. 起病的情况 何时、何地、如何起病、起病的缓急、发病的可能原因和诱因。

2. 主要症状的发生和发展情况 按主要症状发生的先后详细描述，直至入院时为止。包括症状的性质、部位、程度、持续的时间、缓解或加剧的因素以及伴随的症状。对慢性患儿及反复发作的患儿，应详细记录第一次发作的情况，以后过程中的变化以及最近发作的情况，直至入院时为止。

3. 伴随症状 注意伴随症状与主要症状的相互关系，伴随症状发生的时间特点和演变情况，与鉴别诊断有关的阴性症状也应记载。

4. 诊治经过 曾在何时何地就诊、作过的检查及结果、诊断与治疗情况、效果如何及有无不良反应等。应重点扼要地加以记录。特殊药物（如洋地黄制剂）要记明用法、剂量和时间。

5. 患儿病后的一般情况 简要叙述患儿起病以来的食欲、精神、大小便、睡眠、和体重的变化（未测体重者可用起病后是否"长胖"或消瘦来表示）。

6. 与现病史有关的病史，虽年代久远但仍属现病史。如风湿性心脏瓣膜疾病患儿的现病史应从风湿热初次发作算起。

【**个人史**】

1. 生产史 3 岁以内的患儿必须询问，3 岁以上的患儿可重点询问包括胎次、是否足月、顺产或难产、接生方式、出生时体重及一般情况如哭声大小、皮肤颜色、有无产伤、窒息、抽搐及 Apgar 评分等。母亲是否有特殊嗜好，如吸烟、喝酒。母孕期的营养情况以及孕期是否患过其他疾病，服过哪些药物、是否接触过 X 线或同位素检查或治疗。

2. 喂养史　3 岁以内患儿必须详细询问，3 岁以上患儿可重点询问。详细询问喂养方式，母乳分泌量是否充足；人工喂养儿以何种乳品为主，如何配制、喂哺的次数及量。添加辅食的种类与时间，断乳时间。对年长儿要询问饮食的习惯（有无偏食、挑食、厌食）、食欲情况。

3. 生长发育史　3 岁以内患儿必须详细询问。3 岁以上的患儿重点询问，若所患疾病与发育史有密切关系应详细询问。体格发育：结合年龄进行询问。如抬头、挺胸、独坐、爬行、站立、扶走、跑、跳，出牙的时间、出牙的数目及顺序。智力发育：结合年龄了解何时大笑、认识熟人、发单音及说短句，已入学者应了解在校读书的成绩和行为表现。

4. 生活史　居住条件、户外活动、晒太阳、生活有无规律、睡眠时间、个人卫生习惯。

【既往史】　包括以往疾病史和预防接种史。

1. 既往患病史　一向健康还是多病。既往患过何种疾病，患病时间、年龄、诱因、症状、病程、治疗经过、有无并发症或后遗症。诊断肯定者可用病名，但应加引号；诊断不肯定者则简述其症状，注意与现患疾病相同或类似的疾病。记录药物过敏史、外伤手术史、输血史。有无急、慢性传染病史及传染病接触史。

2. 预防接种史　对常规接种的疫苗均应逐一询问。何时接受过何种预防接种，具体次数，有无反应。接种非正规的疫苗也应记录。

【家族史】　父母年龄，职业及健康状况，是否近亲结婚，家庭经济情况，居住环境，家中有无遗传性疾病，有无急、慢性传染病（如肝炎、结核）及患有相似疾病的患儿。

一般情况下，3 岁以内的患儿均应详细书写生产史、喂养史、发育史以及免疫史。3 岁以上的患儿仅书写与本次发病有密切关系的生产史、喂养史、发育史以及免疫史。大于七岁的患儿则应书写系统查询结果。儿科系统查询内容要求：

1. 呼吸系统 咳嗽、吐痰、气喘、咯血、胸痛、低热、盗汗、肺炎史等。

2. 心血管系统 心慌、气促、胸闷、心悸、发绀、水肿等。

3. 消化系统 呕吐、恶心、腹泻、腹痛、腹胀、便秘、黄疸等。

4. 泌尿系统 血尿、水肿、尿急、尿频、尿痛、少尿、多尿、遗尿等。

5. 血液系统 头昏、乏力、眼花、出血、气促、发热、淋巴结肿大、肿块等。

6. 内分泌及代谢系统 多饮、多食、多尿、口渴、消瘦或肥胖、四肢短小、匀称矮小等。

7. 关节及运动疾病 关节红、肿、痛、热、活动受限、关节畸形、跛行、肌肉乏力、萎缩、震颤等。

8. 神经系统 抽搐、昏迷、瘫痪、精神异常等。

【体格检查】

一般测量：体温、脉搏（次/分）、呼吸（次/分）、血压（病情需要或五岁以上者测量）、体重、身长，结合患儿病情需要可测量头围、胸围、上部量和下部量。

一般情况：发育（好、中、差）、营养（好、中、差）、体位（自动、被动、强迫）、病容（急、慢、轻、危重）、神志（清楚、模糊、昏睡、谵妄、昏迷）、步态、表情和面容（安静、淡漠、痛苦、恐慌），检查是否合作。

皮肤及皮下组织：色泽（红润、潮红、发绀、苍白、黄疸、色素沉着）、水肿（部位、性质、程度）、皮疹、出血点、紫斑、蜘蛛痣、皮肤弹性、毛发分布、皮下脂肪厚度（检查方法：在锁骨中线与脐孔水平线交叉点，检查者用右手拇指与食指相距 3cm 与腹壁垂直，在腹壁上滑行，捏起皮脂层，再测量拇指与食指间同一平面的腹壁皮下脂肪厚度）、皮下结节、溃疡、疤痕。

浅表淋巴结：浅表淋巴结肿大应描述其部位、数目、大小、质地、压痛、活动度、有无粘连、瘘管、疤痕。

头部及头部器官：头颅大小、形状、颅骨软化（乒乓球感）；颅骨缝、前囟门、后囟门是否闭合，前囟大小（以菱形边中点假设连线记录）、紧张度（平坦、突出、凹陷）、头发分布及颜色光泽。

面部：有无特殊面容。

眼：眼球有无突出、震颤，眼眶有无下陷，眼裂是否对称，眼睑有无水肿、外翻、下垂，结合膜有无充血、滤泡、颗粒；巩膜有无黄疸，角膜有无混浊、溃疡、云翳、白斑，眼球活动有否受限，视力如何，瞳孔形状、大小，双侧是否等大，对光反应是否存在。

耳：听力，外耳道有无流脓，耳屏及乳突有无压痛。

鼻：有无畸形、堵塞、排液，鼻窦区有无压痛，鼻唇沟是否对称。

口腔：气味，口腔黏膜颜色，有无斑疹、溃疡、色素沉着。

唇：有无发绀、疱疹、溃疡、皲裂、兔唇。

齿：牙齿数目，有无缺齿、龋齿，齿龈有无红、肿、齿槽溢脓、色素沉着和出血。

舌：舌苔与乳头颜色，伸出方向、震颤，舌系带是否过短。

咽：有无充血及分泌物，扁桃体大小、充血、渗出物、伪膜及咽部有无溃疡、充血、滤泡增生、咽后壁脓肿等。喉发音有无嘶哑。

颈部：是否对称、有无强直，颈静脉是否怒张，有无颈动脉异常搏动，气管位置有无移位，甲状腺（大小、硬度、压痛、搏动、杂音、震颤、结节感）。

胸部：胸廓的形状、对称性、有无压痛；有无异常搏动和畸形（鸡胸、漏斗胸、桶状胸、心前区隆起、肋骨串珠、肋缘外翻、赫氏沟）；呼吸运动是否对称、是否受限。

肺部：

望诊：有无软组织下陷，呼吸运动是否对称，呼吸频率、节律和深度。

触诊：语音震颤（可利用患儿哭啼声音）的改变（增强、减弱）、是否对称、有无压痛、有无摩擦感和皮下捻发感。

叩诊：叩诊音的性质（清音、浊音、实音、鼓音、过清音）、左右两侧是否对称。叩诊时用力要轻。

听诊：呼吸音强弱、左右两侧是否对称、啰音性质（干性、湿性）、部位（满肺、双肺背基部、右肺背基部、左肺背基部）、程度（大量、中量、少量、偶闻）、有无胸膜摩擦音、支气管呼吸音。

心脏及血管：

望诊：心尖搏动位置、范围及强度，心前区有无隆起。

触诊：心尖搏动位置、范围，有无震颤（收缩期、舒张期或连续性）。

叩诊：3岁以内婴儿除心脏血管疾病外，一般不叩心界。3～7 岁的小儿可叩心界。叩左界时，应在心尖搏动部位左侧起自左而右，如发觉有浊音改变则为左界。同时以左乳线作为标准记录在内或在外多少厘米。叩右界时应在肝浊音界上一肋间水平自右而左，有浊音改变即为右界。以右胸骨线（即胸骨右缘）外多少 cm 来记录。七岁以上年长儿按成人方法检查记录。记录方法见表 1-1。

表 1-1　小儿心界表

右（cm）	肋间	左（cm）
	Ⅱ	
	Ⅲ	
	Ⅳ	
	Ⅴ	

胸骨中线至锁骨中线的距离是＿＿cm，心脏扩大与否＿＿。

听诊：心音强弱、心率、节律（有心律不齐时详细描述其特点）、有无杂音，有杂音则要求检查杂音部位、强弱、性质、时期、传导与否，摩擦音。各瓣膜区均要仔细听诊（同诊断学）。

血管：桡动脉搏动强度、节律，有无水冲脉、奇脉、交替脉、脉搏短绌、射枪音、毛细血管搏动。

腹部：

望诊：外形（平坦、饱满、膨隆如球形或蛙式腹、凹陷如舟状腹）、腹部呼吸运动、肠型、蠕动波、血管曲张及血液流向、新生儿脐部有无出血、分泌物。

触诊：腹软或腹肌痉挛；压痛、反跳痛；有无包块，如有，应记录包块的部位大小、边缘清楚与否、硬度、表面光滑或结节感、压痛、搏动、移动度；肝脏脾脏是否肿大，其大小记录同成人；液波震颤。

叩诊：有无移动性浊音。

听诊：肠鸣音有无增强、减弱或消失，有无腹部血管杂音。

脊柱四肢：脊柱有无畸形（脊柱侧凸、前凸、后凸、僵直、压痛）；四肢有无畸形（手、脚镯、"O"型腿、"X"型腿）、杵状指（趾）、多指（趾）、肌肉有无萎缩，关节有无畸形、红、肿、痛、热、活动障碍。

肛门：肛周皮肤有无充血、皮疹、瘘管，有无脱肛、肛裂、畸形。

外生殖器：

男孩：两侧睾丸是否下降、有无包茎或包皮过长、阴囊水肿、腹股沟斜疝或阴囊鞘膜积液。

女孩：外生殖器有否畸形，外阴是否清洁，阴道有无分泌物。

神经系统：

神志、精神状态、面部表情、反应灵敏度、动作语言能力、有无异常行为。四肢肌力、肌张力有否异常。

运动：有无瘫痪、不自主运动。

反射：新生儿特有的反射是否存在，如吸吮反射、拥抱反射、握持反射等。浅反射（腹壁反射、提睾反射）、深反射（膝腱反射、跟腱反射）。

脑膜刺激征：颈部有无抵抗、Kernig 征和 Brudzinski 征是否阳性。

病理征：Brudzinski 征、Chaddock 征、Oppenheim 征、Gordon 征、Schaeffer 征、Rossolimo 征、Hoffman 征等是否阳性。

【实验室检查及其他特殊检查】 记录入院 24 小时内所做的检查。如入院前已作过可以不再重复。但要注明门诊检查及其检查日期。

【摘要】

1. 姓名、年龄、性别、籍贯、入院日期。

2. 主诉（与完全病历同）。

3. 现病史重点内容摘录（主要的阳性症状与诊断有关的阴性症状）。

4. 与现病史及诊断有关的个人史，既往史及家庭史。

5. 体格检查的重要阳性和重要阴性体征，并且按系统顺序记录。

6. 实验室检查及其他检查结果。

【入院诊断】 写出入院诊断，主要诊断应写在前面，诊断排列在右侧，格式如下。

入院诊断：

1.

2.

医师签名：

完 全 病 历

姓名：刘梦阳	职业：无
性别：男	工作单位：无
年龄：8 个月	住址：衡阳市解放路××号
婚姻：未婚	供事者：患儿母亲
出生地：湖南衡阳	入院时间：2015 年 10 月 6 日 10∶00
民族：汉族	记录时间：2015 年 10 月 6 日 12∶00
联系电话：1357529××××	入院方式：抱送

主诉：腹泻 4 天，加剧伴气促、尿少 1 天。

现在史：患儿入院前 4 天忽起腹泻，大便每日 5～6次，为黄色蛋花样稀便，含水分多，但无黏液和血丝，亦无排便时哭吵。伴有轻咳和非喷射性呕吐，呕吐每日

1～2 次，每次量不多，呕吐物为胃内容物。且有发热，体温 38～39.5℃之间，无畏寒、寒战。在家先后服过"头孢克肟（剂量不祥）"，无明显疗效。今日腹泻次数突然增多，上午已达 11 次，进食即呕，每次量较多，同时出现气促、口干、精神差、嗜睡、小便量显著减少，来院前 4 小时未解小便。病后无抽搐，于 2001 年 10 月 6 日下午 1 点急诊入院。病前无不洁饮食史。

个人史：

生产史：第一胎，足月平产，新法接生，生后哭声洪亮。出生体重 3.5kg，无发绀、窒息或抽搐，母孕期身体健康。

喂养史：母乳喂养、乳量充足，3 个月起加服鱼肝油与钙片，4 个月后加蛋黄、平时食欲好。

发育史：3 个月能抬头挺胸，4 个月能大笑，6 个月能独坐，7 个月出牙，8 个月能爬行。病前一周开始喊"妈"。

生活史：睡眠及饮食有规律，经常户外活动晒太阳。

既往史：既往于 2 个月时患过"肺炎"，平时易受凉后流涕咳嗽，共三次，每次服"头孢克肟"2～3 日痊愈，过去未腹泻过；无急性及慢性传染病史，最近未患过传染病。已接种卡介苗、乙肝疫苗、百白破三联疫苗，2 个月服过脊髓灰质炎糖丸。

家族史：父亲 34 岁，母亲 30 岁，均为教师，身体健康，家中无"肝炎"、"结核"病史及与患儿疾病相同的患儿。

体 格 检 查

一般测量：T38.5℃，R56 次/分，P148 次/分，W7.0kg。

一般情况：发育、营养中等，急性病容，神志清楚，嗜睡状，呼吸深快、规则，无明显发绀或鼻翼扇动。

皮肤及皮下脂肪：皮肤无黄疸、皮疹、瘀斑、水肿，皮肤弹性差，腹壁皮下脂肪厚度 1cm，躯干、四肢、面颊部皮下脂肪丰满。

淋巴结：无周身浅淋巴结肿大。

头部及头部器官：头颅形态正常，无颅骨软化，后囟门及骨缝均已闭合，前囟 1cm×1cm，稍凹陷，头发黑色有光泽。

眼：双眼眶凹陷，哭时无泪水流出，眼球不突出，结合膜不充血，巩膜无黄染，无毕脱氏斑，角膜透明，无混浊或溃疡，双瞳孔等圆、等大，直径约 4mm，对光反射灵敏。

鼻：无分泌物，无出血，无畸形。无鼻翼扇动。

口腔：唇干燥，呈樱桃红色，口腔黏膜淡红色，无溃疡，无斑疹。出牙四个，齿龈无红、肿、出血。

咽：咽部充血，扁桃体无肿大、无白膜，声音无嘶哑。

颈部：颈软，气管位置居中，甲状腺无肿大，颈静脉无怒张。

胸部：胸廓两侧对称无畸形，呼吸运动不受限，无软组织下陷。

肺部：

望诊：呼吸深快，两侧对称，呼吸 56 次/分。

触诊：呼吸运动及语音震颤两侧对称，无增强或减弱。无胸膜摩擦感。

叩诊：清音

听诊：双肺呼吸音清晰，无干、湿性啰音及胸膜摩擦音。

心脏：

望诊：心前区无隆起，无弥漫性心尖搏动。

触诊：心尖搏动在左侧第 4 肋间，锁骨中线外 1cm，无震颤。

叩诊：免叩。

听诊：心音强有力，心率 148 次/分，P2＞A2，律齐，无杂音。

周围血管征：桡动脉搏动强有力、律齐，无枪击音、水冲脉或毛细血管搏动，无脉搏短绌。

腹部：

望诊：腹部平坦，无脐疝、肠型、蠕动波、腹壁静脉曲张，脐部无分泌物及出血。

触诊：软，无腹肌紧张、无压痛与反跳痛，未触及索状物及肿块。肝在右肋缘下 1cm，质软，表面光滑，边缘清楚、无压痛反应；脾未触及；无水波感。

叩诊：呈鼓音，无移动性浊音。

听诊：肠鸣音增多，10 次/分，无高调音。

脊柱四肢：肢端稍凉，活动不受限，无畸形、无压痛，无杵状指（趾）；关节无红、肿、痛、热，活动不受限，亦无畸形。

肛门、外生殖器：肛周皮肤明显发红，但无溃疡、畸形、肛裂、脱肛、瘘管，两侧睾丸均已下降到阴囊，无腹股沟斜疝或阴囊鞘膜积液。

神经反射：双侧膝腱反射和跟腱反射未引出，肱二头肌、肱三头肌反射因患儿不合作未做，腹壁反射，两侧提睾反射存在，克氏征、布氏征、巴氏征、踝阵挛均为阴性。

实验室检查：

大便常规：黄水样大便、少许黏液。镜检：WBC 0～3/HP，脂肪球 ＋/HP。

血常规：Hb 120g/L，WBC 8.4×10^9/L，N0.40，L0.60。

病 历 摘 要

刘梦阳，男，8个月，因腹泻4天，加剧伴气促、尿少1天，于2015年10月6日10时急诊入院。病史叙述者系患儿双亲，认为可靠。

入院前4天忽起腹泻，每日5～6次，黄色蛋花样稀便、水分多、无黏液及血丝。伴有咳嗽和非喷射性呕吐，每日1～2次，每次量不多。还伴有发热，体温在38～39℃之间，今日腹泻次数突然增加，上午达11次，大便为黄水状，量多、呕吐亦加重，进食则呕，口干，今日同时出现气促，嗜睡，小便量显著减少，近4小时无尿，于2015年10月6日10时急诊入院。起病来，曾用"头孢克肟"治疗无效。

体查：T38.5℃，P148次/分，R56次/分，W7.0kg。

发育、营养中等，急性病容，嗜睡状，呼吸深快、规则，无发绀及鼻翼扇动，皮肤弹性差，肢端稍凉，无黄疸及出血点，腹壁皮下脂肪厚度为1cm，全身浅表淋巴结无肿大；前囟1cm×1cm，稍凹陷，双眼眶凹陷，哭无泪水；唇黏膜干燥，呈樱桃红色；咽部充血，颈软；双肺呼吸音清晰，无干、湿啰音；心音强有力，律齐、无杂音；腹平软、未触及肿块，亦无压痛或反跳痛，肝在右肋下1cm，质软、表面光滑；脊柱四肢、肛门外生殖器无畸形，双膝反射未引出，腹壁反射正常，提睾反射阳性，克氏征、布氏征、巴氏征为阴性。

实验室检查：大便常规：黄水样大便、少许黏液。镜检：WBC 0～3/HP，脂肪球 +/HP；血常规：Hb 120g/L，WBC $8.4×10^9$/L，N 0.40，L 0.60。

入院诊断：1. 急性腹泻病腹泻（重型）

            2. 中度脱水

3. 代谢性酸中毒

4. 低钾血症

医生签名：李　民

2015 年 10 月 6 日

笔记栏

见习一（2）　儿科门诊病历书写及药物使用原则

【见习要求】

1. 掌握儿科门诊病历书写。

2. 掌握门诊处方规则。

3. 熟悉儿科常用药物及其剂量。

【见习要求】　1 学时。

【见习准备】　听诊器、体温计（肛表及腋表），血压计、皮尺、压舌板、棉签等。

【见习内容及方法】

1. 教师向学生介绍儿科门诊见习注意事项

（1）遵守门诊工作制度。爱护公物，保持整洁。

（2）各种记录及申请单必须由教师审核签名。

（3）尊敬教师，服从安排。

（4）接待患儿及家属要热情，看病时对患儿要关心、体贴、认真、负责。

（5）遇有不合作的家长时，不要争吵，应耐心解释取得家长的合作。

（6）下课前若有未处理完的患儿，应向门诊教师或急诊室教师进行交班。

2. 教师讲解儿科门诊病历内容与要求

（1）填写病历首页各项（包括姓名、性别、年龄、住址、药物过敏史、日期等）。

（2）门诊病历记录的各项内容（主诉、现病史等）应比完全病历简明扼要，可免写"主诉"等小标题。

（3）既往史、个人史（包括生产史、喂养史、发育史、免疫史、生活史）、家族史要求简单记录与本次发病有关的病史。

（4）体格检查记录顺序同完全病历，但主要记录阳性体征及有鉴别诊断意义的阴性体征。

（5）记录实验室检查及其他特殊检查结果。

（6）最后写出诊断和治疗意见以及进一步检查项目。

（7）签名（学生先签名，教师审查后再签名）。

（8）力求记录规范、书写整洁、签名应清楚。

儿科门诊病历示范一：

2012年10月10日上午8点，儿科，男，4岁，20kg。

咳嗽4天。

患儿因受凉于10月6日出现单声咳嗽，以夜间为重，同时伴有低热，无气促、发绀、呛咳。曾服"止咳糖浆"效果不佳。起病来二便如常，食欲未减，精神好。

患儿既往体健，家族中无结核病患儿。无药物过敏史。

体查：T38.2℃，R 20次/分，P 92次/分，神清，精

神面色好，发育营养中等。咽红，双扁桃体Ⅰ度，充血，未见脓性分泌物，无三凹征，双肺呼吸音增粗，闻及少许干性啰音，未闻及湿啰音。心音有力，未闻及杂音。腹平软，肝脾未扪及。

诊断：急性支气管炎。

处理：

头孢克肟片，每次 50mg，每日 2 次。

布洛芬，150mg/次，体温高于 39℃时口服。

观察患儿体温、咳嗽情况，不适随诊。

医生签名：刘京

3. 儿科门诊常用药物及剂量

（1）青霉素（40 万 U/瓶，80 万 U/瓶，160 万 U/瓶，400 万 U/瓶）2.5 万～5 万 U/（kg·d）。分 2 次肌注，皮试阴性后用。

（2）羟氨苄青霉素（阿莫西林）：（0.25/粒，0.125/粒，粉剂 125mg/袋）50～100mg/（kg·d），新生儿 50mg/（kg·d）。分 3～4 次口服。

（3）注射用头孢硫咪（0.5g/支，1.0g/支），注射用头孢呋辛（0.75g/支，1.5g/支），注射用头孢美唑（0.5g/支，1.0g/支），注射用头孢他啶（0.5g/支，1.0g/支），注射用头孢唑肟（0.5g/支，1.0g/支）：50～100mg/（kg·d），分 2～3 次使用。

（4）注射用头孢曲松（1.0）g/支，50～75mg/（kg·d），重症感染可用至 150 mg/（kg·d），每日 1 次给药。

（5）注射用阿奇霉素（0.25g/支，0.5 g/支）：5～10mg/（kg·d），每日 1 次使用。

（6）罗红霉素：（50mg/片，0.15/片），5～10mg/（kg·d），分 2 次口服。

（7）布洛芬，对乙酰氨基酚（退热）：5～10mg/（kg·次），口服，间隔6小时使用。

（8）水合氯醛：0.3～0.5ml/kg，口服或灌肠使用。

（9）地西泮：0.1～0.3mg/（kg·次），肌注或静注，注射速度要慢。

（10）呋塞米：口服，2～3mg/（kg·d），分2～3次。静注，肌注1～2mg/（kg·次）。

（11）西地兰（针剂，0.4mg/2ml）饱和量：<2岁，0.03～0.04mg/kg，>2岁0.02～0.03mg/kg，肌注或稀释后静注，首次剂量给饱和量的1/2，余量分两次，每4～6小时一次。

（12）甘露醇：（20%溶液100ml，250ml）0.5～1g/（kg·次），1/2小时内静滴或静注，必要时4～6小时重复。

见习二（1）　生长发育、发育行为及心理异常

【见习要求】

1. 掌握一般体格检查的方法，对检查结果作出分析和判断。

2. 熟悉小儿生长发育规律和神经心理发育的一般规律。

3. 了解神经心理发育评价。

4. 了解儿童发育行为问题。

【见习时数】 3 学时。

【见习准备】 体重秤、皮尺、听诊器、压舌板、棉签、手电筒、腕关节 X 线摄影片、量床。

【见习过程】

1. 重点复习小儿体格生长的各项指标（包括测量、计算方法及正常值）

（1）体重：准确校正体重计，晨起空腹排尿后或进食后 2 小时为宜。测量前先矫正零点，被测者脱去鞋、帽及衣服，仅穿内衣裤。小婴儿卧于秤盘中央，幼儿可坐位测，年长儿站立测量。应注意保暖及室内温度。

12 月：体重（kg）=10（kg）。

1～12 岁：体重（kg）=年龄×2＋8（kg）。

体重正常波动范围在±10%以内。

（2）身高（长）：头部、脊柱与下肢长度的总和。小儿脱去衣、帽、鞋，取直立位使被检者的枕部、肩胛、臀部紧贴测量器，双眼平视。助手将头顶固定于头板，测量者位于儿童右侧用左手固定小儿膝部，当足板与量床两侧垂直相交时，读数为测量值。3 岁以下可用测量床，取平卧位，量取身长。3 岁以上立位测量称身高。平均出生身长 50cm，1 岁时约 75cm，2 岁时约 85cm。

2～12 岁：身高（cm）=年龄×7＋75（cm）。

身高的全长以耻骨联合上缘为界划分为上部量和下部量。身体呈比例矮小，多见于垂体性侏儒症。下部量过短，考虑甲状腺功能减低症、软骨发育不良。

（3）头围：经眉弓上缘、枕骨结节左右对称绕头一周的长度。皮尺宜紧贴头皮。

出生时平均头围 33～34cm。1 岁时头围 46cm；2 岁时头围 48cm；2～15 岁时头围仅增加 6～7cm。头围过小：头小畸形或脑发育不良。头围过大：脑积水或佝偻病。

（4）胸围：平左右乳头下缘，两肩胛下角下缘，绕胸一周的长度即为胸围。

出生时胸围<头围。

1 岁时胸围=头围。

>1 岁时胸围>头围，其差数约等于小儿岁数–1。

（5）上臂围：将皮尺零点固定于左上臂外侧肩峰至鹰嘴连线中点，沿该点水平将皮尺沿皮肤绕上臂一周之长度。

5 岁以下儿童营养状况：

>13.5cm　　　　营养良好

12.5～13.5cm　　营养中等

<12.5cm　　　　营养不良

（6）呼吸、脉搏的测量：应在小儿安静时进行（表2-1）。

表 2-1　各年龄小儿呼吸、脉搏（次/分）

年龄	呼吸	脉搏	呼吸：脉搏
新生儿	40～45	120～140	1：3
1 岁以下	30～40	110～130	1：（3～4）
2～3 岁	25～30	100～120	
4～7 岁	20～25	80～100	1：4

（7）血压测量：小儿安静情况下，取仰卧位，用血压计测量，袖带宽度为小儿上臂宽度的 1/2～2/3。新生儿和婴儿用超声波多普勒诊断仪测量。

收缩压（mmHg）=80+（年龄×2）。

舒张压= 收缩压×2/3。

2. 骨骼的发育

（1）前囟门：由额骨和顶骨组成，呈菱形。在安静情况下，用食指和中指检查，先检查囟门是否闭合，如未闭合，则应测量囟门大小（对边中点连线长度），压力高低（即囟门张力）。前囟门于出生时约 1.5～2cm，1～1.5 岁闭合。①早闭或过小，见于头小畸形；②迟闭、过大则见于佝偻病、甲状腺功能减低症或脑积水；③前囟饱满见于颅内高压；④前囟凹陷见于重度营养不良或脱水者。

（2）后囟门：为两块顶骨和枕骨的间隙组成，呈三角形。后囟门大多于出生时已闭合，迟至生后 6～8 周闭合。

（3）颅缝：用食指或中指扪到骨缝，接着左手拇指、右手拇指交替压迫颅骨，即可测知骨缝有无分离。颅缝于出生后稍分开，生后 3～4 个月闭合。

（4）脊柱检查：取直立或坐位，观察脊柱自然弯曲曲线及活动情况，有无压痛及畸形。新生儿脊柱轻微后凸，3 个月能抬头，出现颈椎前凸；6 个月会坐，出现胸椎后凸；1 岁后能行走，出现腰椎前凸。

（5）骨化中心的检查：一般摄左手腕骨部片，半岁前宜摄膝部及踝部片，腕部于出生时无骨化中心。1 岁时 3 个，3 岁时 4 个，1～9 岁腕部骨化中心数约为岁数加 1。10 岁时全部出现为 10 个。

（6）牙齿的检查：注意牙齿的数目、形状，有无龋齿，以及出牙顺序。乳牙自 6 个月（4～10 个月）开始萌出，2～2.5 岁出齐，共 20 个。2 岁以内乳牙数约为月龄减 4～6。

3. 教师一般讲解精神心理发育的情况及正常发育的规律 婴幼儿正常精神运动发育水平的判断主要通过四个方面评价：

（1）感知觉发育

1）视觉发育 1 个月注视，3 个月头眼协调，6 个月目光随方位移动，18 个月区别形态，2 个岁区别横线和垂直线，5 岁区别颜色。

2）听觉发育 3 个月头可转向声源，7~9 个月确定声源，13~16 个月寻找不同响度声源，听懂自己名字。

3）味觉嗅觉出生时发育已完善。

（2）运动发展（粗和精细动作）

1）大运动能力：主要指大肌肉活动及其平衡协调能力。包括：①抬头、坐、爬、站、走、跑、跳各种姿态和能力；②躯干、四肢和头部的平衡和协调能力。粗大运动发育过程可总结为：二抬四翻六会坐，七滚八爬周会走。

2）精细动作能力：主要指身体的细微活动，特别是手的活动能力和手眼协调功能，例如：①手的各种动作；②手眼协调都较细微而准确。会用手接近物体，手抓住物体，继而抓捏和玩耍。

3）运动发育的规律：头尾规律、由近到远、由不协调到协调、由泛化到集中、由粗动作到精细动作；先有正面动作，后会反面动作。

（3）语言发展：包括言语和语言（接受和表达性语言）行为，包括：

1）说话时的发声、应用字词、短句和长句的能力。

2）理解语言能力。

3）身体语言：面部表情、手势、动作。

4）人与人之间交往的模仿和理解能力。

（4）个人-社会行为：指对生活、社会、家庭、文化教育等方面的反应。

社会适应能力：指对外界各种变化的调节和适应能

力。例如：外界变化情景时，感觉和运动及时作出精细的调节，以适应环境的改变。

4. 神经心理发育评价

（1）筛查性测验

1）丹佛发育筛查法（DDST）：用于 6 岁以下儿童发育筛查。

2）绘人测试：用于 5～9.5 岁儿童。

3）图片词汇测试（PPVT）：适用于 4～9 岁一般智能筛查。

（2）诊断测验

1）Gesell 发育量表：适用于 4 周至 3 岁儿童。

2）Bayley 婴儿发育量表：适用于 2～30 个月龄婴幼儿。

3）Standford-Binet 智能量表：适用于 2～18 岁儿童。

4）Wechsler 学前及初小儿童智能量表（WPPSI）：适用于 4～6.5 岁儿童。

5）Wechsler 儿童智能量表修订版（WISC-R）：适用于 6～16 岁儿童。

5. 儿童行为问题

（1）屏气发作：呼吸运动暂停的异常性格行为问题，多见于 6～18 个月婴幼儿。5 岁前会逐渐消失。尽量不让孩子发脾气，哭闹。与癫痫鉴别。

（2）遗尿症：5 岁后发生不随意排尿。大多数为夜间遗尿，称为夜间遗尿症。分为原发性和继发性两类。治疗上训练排尿，晚餐后控入水量，唤醒疗法，药物治疗，常用去氨加压素。

（3）儿童擦腿综合征：儿童通过擦腿引起兴奋的一种运动行为异常。女孩多见。发作时分散儿童注意力，注意会阴清洁。岁年龄增长会逐渐消失。

（4）注意缺陷多动障碍：男孩多于女孩，表现为注意力不集中、多动、冲动，伴有学习困难，智力正常。治疗上药物治疗和心理行为治疗。

【复习思考题】

1. 简答题

（1）小儿生长发育有何规律？

（2）影响小儿生长发育的因素有哪些？

（3）小儿体格生长指标有哪些？各有何意义？

（4）如何估算小儿的体重与身高？

（5）何谓骨龄？有何临床意义？

（6）牙齿发育的规律是什么？

2. 试述 8 个月小儿体格发育（含身高、体重、体围、骨骼发育、牙齿）及精神神经发育的正常标准。

3. 病历分析

患儿，男，1 岁，因发现运动功能明显落后于同龄儿 5 个月入院。患儿系第 1 胎，32 周早产，双胎之小子，剖宫产娩出（大子生后不久即死亡）。出生时窒息，Apgar 评分 1 分钟、5 分钟、10 分钟分别为 3 分、7 分、8 分。出生体重 1800g。生后一直吃奶较差，经常吐奶，平时较烦躁，经常哭闹，很少笑。7 个月时发现患儿仍抬头无力，不会坐，不会抓物玩耍，当地按“缺钙”治疗，效果差。现仍不会站立，坐不稳，不会叫“爸爸妈妈”。家族史无异常。

体检：神清，烦躁，营养差，体重 7.5kg，头围 43.5cm，前囟 1.5cm×1.5cm，平软。视力粗测正常，听力右侧较差。四肢肌张力增高，仰卧位颈后间隙增大；右上肢呈后伸内旋状，直立位时双脚尖着地。可独坐，但不能转身；双手不能捏取小丸。不能理解父母的语言，可发无意识的单音。

请写出该患儿的诊断及诊断依据。

笔记栏

见习二（2） 儿童保健

【见习要求】

1. 掌握各年龄组保健原则。

2. 掌握小儿预防接种。

3. 了解托幼机构管理及保健具体措施。

【见习时数】 1学时。

【见习准备】 血压计、体重计、皮尺或测量床、听诊器、叩诊锤、压舌板、棉签、手电筒、小儿玩具、儿童保健录像片等。

【见习过程】

1. 由教师重点介绍小儿各年龄组的保健原则。

（1）胎儿期及围生期

1）预防遗传性疾病与先天畸形。

2）保证充足营养。

3）良好的生活环境，避免环境污染。注意劳逸结合，减少精神负担和心理压力。

4）避免妊娠期合并症，预防早产、流产、异常分娩发生。

5）预防感染。

6）对高危新生儿的监护

（2）新生儿期

1）出生时护理：清理气道，结扎脐带，Apgar 评分及生命体征监测，先天性遗传代谢病筛查和听力筛查。

2）居家保健：喂养、保暖、护理、预防感染、预防接种。

3）新生儿筛查、访视。

（3）婴儿期

1）合理喂养。

2）定期健康体检：前 6 个月每月 1 次，后 6 个月每 2 月 1 次，加强体格锻炼。

3）促进感知运动发育。

4）预防接种。

（4）幼儿期

1）合理膳食、均衡营养。

2）加强早期教育，促进语音和大运动能力的发展。

3）定期健康体检、预防疾病。

4）预防意外事故。

（5）学龄前期

1）托幼机构合理膳食。

2）学前教育。

3）定期健康体检。视力和口腔保健。

4）预防外伤及疾病。

（6）学龄期及青春期

1）加强素质教育。

2）体格锻炼、增强体质。

3）防止近视、贫血等。

4）正确处理心理卫生问题。

5）正确性教育、促进生理、心理健康。

6）法制教育。

2. 由教师重点介绍 1 岁内儿童的计划免疫（表2-2 ）。

表2-2　预防接种程序和方法

品名	初种年龄	复种	用法	注意事项
卡介苗	生后2～3天到2个月内	接种后7岁、12岁以及"三新"进行复查，PPD阴性可接种	皮内注射0.75mg/ml，0.1ml于左上臂三角肌皮肤	2个月以上小儿接种前应做PPD试验，阴性才能接种
脊髓灰质炎减毒活疫苗	2个月以上（2、3、4个月）	4岁时加强	每次一丸	冷开水送服，1小时内禁服热开水或母乳
百白破混合制剂	3个月以上（3、4、5个月）	1～1.5岁加强	皮下注射上臂外侧，每次0.5ml，共3次间隔4～6周	避免无效注射
麻疹减毒活疫苗	8个月以上	7岁加强	皮下注射上臂外侧，每次0.2ml	接种前1个月，接种后2个月，避免用丙种球蛋白等免疫制剂
乙肝疫苗	新生儿及易感儿		每次10μg 出生时、1个月、6个月	

3. 由幼儿园保健医师介绍传染病管理及预防接种。

4. 参观幼儿园所在地、建筑物的卫生要求、饮食管理等。

【复习思考题】

1. 试述各年龄组儿童保健原则？

2. 试述卡介苗、脊髓灰质炎减毒活疫苗、百白破混合制剂、麻疹减毒活疫苗、乙肝疫苗的初种及复种年龄。

见习三（1） 小 儿 喂 养

【见习要求】

1. 掌握辅助食品引入的原则及方法。

2. 掌握婴幼儿喂养方法及奶量摄入的估计。

3. 熟悉儿童营养基础

【见习时数】 2 学时。

【见习准备】 各种营养素及热能每日需要量表，几种主要食物及成分表，小儿喂养录像片。

【见习过程】

1. 由教师选择病房婴儿，学生每组 5～6 名，每组婴儿 2 名（一名为母乳喂养，另一名为人工喂养），分别询问婴儿的喂养情况。

询问要点：①是否母乳喂养，奶量足否？②母乳喂养方法及时间，母亲健康情况；③人工喂养方式，牛奶及牛奶制品的量等。

2. 教师用提问方式复习母乳喂养及其优点，部分母乳喂养、人工喂养以及辅助食物引入的原则、方法。

3. 由教师指导学生计算上述人工喂养儿所需总热量、奶量、糖量，应添加水量，学生判断该患儿的喂养方式是否适当，并向家长提出改进意见。

4. 教师指导学生制定一个 5 岁儿童食谱。

（1）总热量：90 kcal/（kg·d）[376.6 kJ/（kg·d）]。

（2）按其总热量，算出各种营养素每日的需要量，其中蛋白质占 10%～15%，脂肪占 20%～35%，糖占50%～60%。

（3）根据已知食物的营养成分按热量分配原则制定食谱。

【见习内容】

1. 儿童能量代谢特点

（1）能量代谢的特点：能量是维持机体新陈代谢所必需的，主要来源于碳水化合物、脂类和蛋白质三大产能营养素。小儿能量需要分下列 5 个方面：

1）基础代谢所需：婴儿期占总能量的 50%。

2）生长发育所需：此为小儿所特有，婴儿期占总能量的 25%～30%。

3）食物的热力作用。

4）活动消耗。

5）排泄消耗。

以上五部分的总和为机体每日所需的总能量。1 岁以内婴儿平均每日每 kg 约需 397 kJ（95kcal）/（kg·d）。

（2）宏量营养素

1）蛋白质：蛋白质是构成人体组织细胞的重要成分，也是保证生理功能的物质基础。婴儿期需要量约为1.5～3g/（kg·d），占每天总能量 8%～15%。

2）脂类：由类脂和脂肪组成，是次要供能营养素，也是人体组织和细胞的重要成分。婴幼儿每天总能量应有 25%～30%来自脂肪。

3）碳水化合物：人体能量的 50%～60%由碳水化合物提供。碳水化合物经消化吸收后最终都分解为葡萄糖。

（3）微量营养素

维生素与矿物质：虽然两者不能提供能量，但参与酶系统活动或作为其辅酶，对调节体内各种代谢过程和生理活动，维持正常生长发育及其重要。维生素分为脂溶性维生素与水溶性维生素两大类。

（4）膳食成分

1）水：婴儿期平均需要量为 150ml/（kg·d），以后按每 3 岁减去 25ml/（kg·d）推算。

2）膳食纤维：来自植物细胞壁，无营养功能，不被消化吸收，以原形排出。

2. 母乳喂养

（1）母乳的成分及量：母乳可分初乳（指产后 4～5 天内的乳汁）、过渡乳（指产后 5 天到 14 天时的乳汁），成熟乳（指产后 14 天的乳汁）。每次哺乳时分泌的乳汁中成分也有差异，初分泌时蛋白质高而脂肪低，而最后分泌的乳汁则蛋白质低而脂肪高。

（2）母乳喂养的优点

1）营养丰富易消化吸收，蛋白质、脂肪、碳水化合物的比例适当。

2）母乳缓冲力小，对胃酸中和作用弱。

3）母乳中含优质蛋白质，必需氨基酸及乙型乳糖多，有利于婴儿脑的发育。

4）母乳中含有增进婴儿免疫力的物质。

5）其他：如温度适宜，经济方便，可促进母子感情。对母亲来说可以刺激子宫收缩，推迟月经来潮，不易怀孕，减少乳腺癌的发生。

（3）哺养方法

1）时间：目前主张越早开奶越好，按需哺乳。

2）方法：先吸空一侧，再吸另一侧，下次喂哺时从未吸空的一侧开始。

3. 混合喂养方法

（1）代授法：一日内有数次完全喂配方奶代替母乳。

（2）补授法：每次喂母乳后加喂一定量的牛奶。此法好于代授法。

4. 人工喂养

（1）牛奶：牛乳是最常用的代乳品。

1）牛奶制品中有：①全牛奶改造，加糖、加热、加水；②婴儿配方奶粉：为婴儿人工喂养的首选。

2）牛奶量计算（奶量供应估计）：①配方奶粉：20g/（kg·d）；②全牛奶：8%糖牛奶100ml/（kg·d）。

3）必备资料：婴儿体重、奶制品规格、营养素及能量需要量。

4）配制方法：稀释（加水）、加糖（5%～8%）、煮沸三步骤。

5）举例：4个月婴儿，体重6kg，如何计算其每日所需牛奶量？喂哺方法如何？

方法如下：①每日所需水量：150×6=900（ml）；②每日所需能量：100×6=600（kcal）；③8%加糖牛奶能量提供：100 kcal/100ml；④每日所需8%加糖牛奶则为600 ml，含糖48g；⑤每日另需给水量为：900–600=300（ml）；⑥喂哺方法：每日5次，牛奶与水可同时或间隔喂给。

（2）羊乳：其成分与牛乳相仿。其叶酸含量极低，维生素 B_{12} 也少。易引起巨幼红细胞性贫血。

5. 辅助食品的添加

（1）辅助食品引入的原则

1）由少到多，由稀到稠，由细到粗，由一种到多种。

2）注意进食技能培养。

（2）辅助食品引入

6个月：泥状食物。

7～9个月：末状食物。

10～12个月：碎食物。

【复习思考题】

1. 怎样合理安排婴儿喂养（包括方法、添加辅食及断奶等注意事项）？

2. 能量及主要营养素的合理分配有何意义？

3. 制定儿童食谱的原则是什么？

笔记栏

见习三（2）　蛋白质-能量营养不良

【见习要求】

1. 熟悉营养不良的病因与病理生理。

2. 掌握营养不良的临床表现、治疗与预防。

3. 了解营养不良的并发症。

【见习时数】　1学时。

【见习准备】 营养不良患儿照片，营养不良病历，皮褶测量尺，体重计，皮尺或身长测量床，听诊器。

【见习过程】

1. 有教学病例时，先由见习学生询问病史及进行体格检查，教师进行补充，并做典型体征示教。

2. 结合此教学病例分析营养不良的病理生理、临床表现、并发症，并对营养不良分型、分度。

3. 无教学病例时，由教师介绍营养不良病历，参阅营养不良儿图片。

4. 结合教学病例充分讨论营养不良的防治方法。

【病史采集要点】

1. 现病史

（1）发病情况：起病缓慢或急骤？

（2）发病原因或诱因：①有无饮食不当（母乳不足，不恰当地补充代乳品，未及时添加辅食，骤然断奶等）；②疾病史如消化吸收障碍、急慢性传染病（结核、麻疹等）、消化道畸形等；③有无先天不足（如早产、双胎、多胎）。

（3）主要症状：体重不增或减少，进行性消瘦，皮下脂肪进行性减少。

（4）伴随症状：如面色苍白、皮肤弹性及色泽、肌张力，肌肉松弛以及食欲精神状况，水肿、腹泻、体温情况？

（5）病情演变：体重减少程度？皮下脂肪减少程度？

（6）诊疗情况：在何处就诊过？做过什么检查？用何药物及疗效如何？

（7）一般情况：精神、饮食、大小便、睡眠。

（8）其他相关病史：有无腹泻、佝偻病、贫血等，有无食物、药物过敏史。

2. 个人史 出生时情况？生长发育情况？

3. 既往史 有无类似病史。

【体查要点】

1. 体温、呼吸、脉搏、血压、神志、面色、体位。

2. 体重及皮下脂肪减少程度、四肢肌肉松弛或萎缩，腱反射减弱或消失。

3. 胸部望、触、叩、听。

4. 心脏望、触、叩、听。

5. 腹部：测量腹部皮褶厚度，肝脏是否肿大。

6. 双下肢水肿情况，有无凹陷。

【辅助检查报告单展示】

1. 血糖、胆固醇下降。

2. 血浆蛋白下降 白蛋白、总蛋白、转铁蛋白、甲状腺素结合前蛋白、铜蓝蛋白等。

3. 各种微量元素下降 铁、锌等。

4. 电解质及代谢紊乱 低钾血症、低钠血症、低钙血症、低镁血症、代谢性/呼吸性酸中毒、低渗透压。

【知识精要】

1. 临床表现

（1）体重不增或减轻→皮下脂肪减少→消瘦 →生长发育速度减慢或停滞。

（2）皮下脂肪消失的顺序：腹部→躯干、臀部及四肢→面颊部。

（3）严重时出现代谢紊乱及器官功能低下表现。

（4）临床分型

1）消瘦型（marasmus）：热能严重不足，表现为消瘦、皮下脂肪减少、皮肤弹性下降，身材矮小。

2）水肿型（kwashiorkor）：蛋白质严重不足，表现为眼睑及身体低垂部位水肿，常伴腹泻。

3）混合型：介于两者之间。

2. 辅助检查

（1）血糖、胆固醇下降。

（2）血浆蛋白下降：白蛋白、总蛋白、转铁蛋白、甲状腺素结合前蛋白、铜蓝蛋白等。

（3）各种微量元素下降：铁、锌等。

（4）电解质及代谢紊乱：低钾血症、低钠血症、低钙血症、低镁血症、代谢性/呼吸性酸中毒、低渗透压。

3. 诊断分型与分度

（1）体重低下（underweight）：W<X–2SD（同年龄、同性别），提示营养不良。低于 2～3SD 为中度，低于 3SD 为重度。反映慢性或急性营养不良。

（2）生长迟缓（stunting）：H<X–2SD（同年龄、同性别），提示慢性营养不良。低于 2～3SD 为中度，低于 3SD 为重度。反映慢性长期营养不良。

（3）消瘦（wasting）：W<X–2SD（同性别、同身高），提示急性营养不良。低于 2～3SD 为中度，低于 3SD 为重度。反映近期、急性营养不良。

4. 并发症

（1）各种感染：呼吸道、消化道、尿道、中耳炎等。

（2）维生素缺乏：维生素 A、维生素 B、维生素 C、维生素 D、维生素 K。

（3）缺铁性贫血（iron deficiency anemia）。

（4）自发性低血糖（spontaneous hypoglycemia）。

5. 治疗

（1）祛除病因：查明病因，积极治疗原发病，迅速改进喂养方法。每周测体重 1～2 次，每月测身长 1 次。

（2）调整饮食：轻度营养不良患儿一般消化功能尚好，治疗以调整饮食为主，供给高能量，高蛋白饮食，以吃饱为度，待体重接近正常后，再恢复至小儿正常需要量。

（3）重度营养不良患儿治疗分三阶段：

1）调整体内环境：防治低血糖、低体温、脱水、纠正电解质紊乱、抗感染。

2）纠正微量营养素的缺乏：维生素A、叶酸、锌、铜、铁。

3）追赶性生长：建议每100ml能量100kcal、蛋白质2.9g的牛奶喂养。

4）此外还要提供感官刺激和情绪的支持。

【复习思考题】

1. 小儿的营养不良如何分度？

2. 营养不良患儿新陈代谢有何特点？

3. 怎样预防小儿营养不良？

4. 病案分析

患儿，女，6个月，因消瘦5个月余，拒食2天入院。

患儿出生后1个月起体重不增，且逐渐消瘦。近2个月精神差，食欲明显减退。近2天食欲差，进食则呕，哭声低；精神极差。病后不发热，不咳嗽，无腹泻。第二胎，足月顺产，出生体重2.2kg。生后无母奶，以奶粉喂养（每月一包），近3个月改米糊喂养。未加鱼肝油、钙片及辅食。

体查：T 36.5℃，R40次/分，HR100次/分，体重3kg，身高60cm。慢性病容，精神萎靡。腹部、臀部、四肢及面颊部皮下脂肪消失，皮肤弹性差。前囟2cm×2cm，平坦，后囟未闭。双眼角膜混浊。双肺呼吸音正常，未闻干湿啰音，心音低钝，心率100次/分，律齐，未闻杂音。腹平软，肝右肋下3.5cm，质软，脾未扪及。四肢凉。

请写出该患儿的全部诊断及治疗措施。

笔记栏

见习三（3）　营养性维生素 D 缺乏

【见习要求】

1. 熟悉营养不良的病因与病理生理。

2. 掌握营养不良的临床表现、治疗与预防。

3. 了解营养不良的并发症。

【见习时数】　1 学时。

【见习准备】　营养不良患儿照片，营养不良病历，皮褶测量尺，体重计，皮尺或身长测量床，听诊器。

【见习过程】

1. 有教学病例时，先由见习学生询问病史及进行体格检查，教师进行补充，并做典型体征示教。

2. 结合此教学病例分析营养不良的病理生理、临床表现、并发症，并对营养不良分型、分度。

3. 无教学病例时，由教师介绍营养不良病历，参阅营养不良儿图片。

4. 结合教学病例充分讨论营养不良的防治方法。

【病史采集要点】

1. 现病史

（1）发病情况：起病缓慢或急骤?

（2）发病原因或诱因：①有无饮食不当（母乳不足，不恰当地补充代乳品，未及时添加辅食，骤然断奶等）；②疾病史如消化吸收障碍、急慢性传染病（结核、麻疹等）、消化道畸形等；③有无先天不足（如早产、双胎、多胎）。

（3）主要症状：体重不增或减少，进行性消瘦，皮下脂肪进行性减少。

（4）伴随症状：如面色苍白、皮肤弹性及色泽、肌张力，肌肉松弛以及食欲精神状况，水肿、腹泻、体温情况？

（5）病情演变：体重减少程度？皮下脂肪减少程度？

（6）诊疗情况：在何处就诊过？做过什么检查？用何药物及疗效如何？

（7）一般情况：精神、饮食、大小便、睡眠

（8）其他相关病史：有无腹泻、佝偻病、贫血等，有无食物、药物过敏史：

2. 个人史 出生时情况？生长发育情况？

3. 既往史 有无类似病史。

【体查要点】

1. 体温、呼吸、脉搏、血压、神志、面色、体位。

2. 体重及皮下脂肪减少程度、四肢肌肉松弛或萎缩，腱反射减弱或消失。

3. 胸部望、触、叩、听。

4. 心脏望、触、叩、听。

5. 腹部 测量腹部皮褶厚度，肝脏是否肿大。

6. 双下肢水肿情况，有无凹陷。

【辅助检查报告单展示】

1. 血糖、胆固醇下降。

2. 血浆蛋白下降 白蛋白、总蛋白、转铁蛋白、甲状腺素结合前蛋白、铜蓝蛋白等。

3. 各种微量元素下降　铁、锌等。

4. 电解质及代谢紊乱　低钾血症、低钠血症、低钙血症、低镁血症、呼吸性/代谢性酸中毒、低渗透压。

【知识精要】

1. 临床表现

（1）体重不增或减轻→皮下脂肪减少→消瘦→生长发育速度减慢或停滞。

（2）皮下脂肪消失的顺序：腹部→躯干、臀部及四肢→面颊部。

（3）严重时出现代谢紊乱及器官功能低下表现。

（4）临床分型

1）消瘦型（marasmus）：热能严重不足，表现为消瘦、皮下脂肪减少、皮肤弹性下降，身材矮小。

2）水肿型（kwashiorkor）：蛋白质严重不足，表现为眼睑及身体低垂部位水肿，常伴腹泻。

3）混合型：介于两者之间。

2. 辅助检查

（1）血糖、胆固醇下降。

（2）血浆蛋白下降：白蛋白、总蛋白、转铁蛋白、甲状腺素结合前蛋白、铜蓝蛋白等。

（3）各种微量元素下降：铁、锌等。

（4）电解质及代谢紊乱：低钾血症、低钠血症、低钙血症、低镁血症、呼吸性/代谢性酸中毒、低渗透压。

3. 诊断分型与分度

（1）体重低下（underweight）：W<X–2SD（同年龄、同性别），提示营养不良。低于2～3SD为中度，低于3SD为重度。反映慢性或急性营养不良。

（2）生长迟缓（stunting）：H<X–2SD（同年龄、同性别），提示慢性营养不良。低于2～3SD为中度，低于

3SD 为重度。反映慢性长期营养不良。

（3）消瘦（wasting）：W＜X–2SD（同性别、同身高），提示急性营养不良。低于 2～3SD 为中度，低于 3SD 为重度。反映近期、急性营养不良。

4. 并发症

（1）各种感染：呼吸道感染、消化道感染、尿路感染、中耳炎等。

（2）维生素缺乏：维生素 A、维生素 B、维生素 C、维生素 D、维生素 K 缺乏。

（3）缺铁性贫血（iron deficiency anemia）。

（4）自发性低血糖（spontaneous hypoglycemia）。

5. 治疗

（1）祛除病因：查明病因，积极治疗原发病，迅速改进喂养方法。每周测体重 1～2 次，每月测身长 1 次。

（2）调整饮食：轻度营养不良患儿一般消化功能尚好，治疗以调整饮食为主，供给高能量，高蛋白饮食，以吃饱为度，待体重接近正常后，再恢复至小儿正常需要量。

（3）重度营养不良患儿治疗分三个阶段：

1）调整体内环境：防治低血糖、低体温、脱水、纠正电解质紊乱、抗感染。

2）纠正微量营养素的缺乏：维生素 A、叶酸、锌、铜、铁。

3）追赶性生长：建议每 100ml 能量 100kcal，蛋白质 2.9g 的牛奶喂养。

此外还要提供感官刺激和情绪的支持。

见习四（1） 新生儿总论

【见习要求】

1. 了解新生儿医学的重要性，围产医学的定义。

2. 掌握新生儿分类及各种新生儿（包括足月儿、早产儿、过期产儿等）的定义，解剖生理特点和护理。

3. 了解新生儿的几种特殊状态。

【见习时数】 1学时。

【见习准备】

1. 典型患儿（早产儿、足月儿）各1个。

2. 教师先在儿科示教室介绍婴儿室各项工作制度，然后每个学生穿好隔离衣、帽，在婴儿室门前换隔离鞋，再进入婴儿室见习。

【见习过程】

1. 复习足月儿、早产儿、过期产儿、大于胎龄儿、小于胎龄儿、巨大儿、低出生体重儿、极低出生体重儿、高危儿的定义。

2. 复习足月儿、早产儿解剖生理特点。

【病史采集要点】 略。

【体查要点】

1. 皮肤颜色、毳毛多少、头发。

2. 耳壳发育情况。

3. 乳腺　乳头、乳晕、乳腺结节。

4. 外生殖器　睾丸是否下降、大阴唇是否遮盖小阴唇。

5. 指（趾）甲是否过指（趾）端，足底纹分布情况。

【知识精要】

1. 新生儿的有关定义

（1）新生儿：从脐带结扎到生后 28 天内的婴儿。

（2）新生儿学：研究新生儿生理、病理、疾病防治及保健等方面的学科。

（3）围生期：自妊娠 28 周至生后 7 天。

（4）足月儿：37 周≤胎龄＜42 周的新生儿。

（5）早产儿：胎龄＜37 周的新生儿。胎龄＜28 周：极早早产儿。

（6）过期产儿：胎龄＞42 周的新生儿。

（7）大于胎龄儿（LGA）：出生体重在同胎龄儿平均体重的第 90 百分位以上的婴儿。

（8）小于胎龄儿（SGA）：出生体重在同胎龄儿平均体重的第 10 百分位以下的婴儿。

（9）巨大儿：出生体重＞4000g。

（10）低出生体重儿（LBW）：出生体重＜2500g 的新生儿。

（11）极低出生体重儿（VLBW）：出生体重＜1500g 的新生儿。

（12）超低出生体重儿（ELBW）：出生体重＜1000g 的新生儿。

（13）高危儿：已发生或可能发生危重疾病而需要监护的新生儿。

2. 正常足月儿、早产儿的特点（表 4-1，表 4-2）

表 4-1 足月儿及早产儿生理特点

	足月儿	早产儿
呼吸系统	剖宫产儿易有湿肺，肺表面活性物质（PS）充足，呼吸约 40 次/分	易发生呼吸暂停，PS 少，易发生肺透明膜病
循环系统	心率醒时 90～160 次/分，睡眠时约 120 次/分	心率较快，安静时 120～140 次/分
消化系统	易溢奶，胰淀粉酶不足，胎粪在生后 24 小时内排出，3～4 天排完	更易溢奶、反流；各种消化酶均不足，易发生坏死性小肠结肠炎，易发生胎粪排出延迟
泌尿系统	肾小球滤过率低，浓缩功能差；易发生水肿、脱水	排尿次数多，易发生低钠血症；易发生晚期代谢性酸中毒
血液系统	Hb140～200g/L，WBC 生后第一天为（15～20）×10^9/L，3 天后明显下降，5 天后接近婴儿值；分类以中性粒细胞为主，4～6 天中性粒细胞与淋巴细胞相近，以后淋巴细胞占优势	周中血中有核红细胞多；生理性贫血出现早
神经系统	具备各种原始反射	胎龄越小，原始发射愈难引出或不完全。
体温	体温调节中枢功能尚不完善，皮下脂肪薄，体表面积相对较大，皮肤角化层差，易散热	体温调节中枢功能更不完善，棕色脂肪少，产热能力差，易发生低体温。
免疫系统	非特异性和特异性免疫功能均不成熟	更不成熟，胎龄越小，IgG 含量更低

表 4-2　足月儿及早产儿外观特点

	足月儿	早产儿
皮肤	红润、皮下脂肪丰满、毳毛少	绛红、水肿、毳毛多
头部	头大、头发分条清楚	头更大、头发细而乱
耳壳	软骨发育好、耳舟成形、直挺	软、缺乏软骨、耳舟不清楚
指(趾)甲	达到或超过指（趾）端	未达指（趾）端
跖纹	遍及整个足底	少
乳腺	结节>4mm，平均 7mm	无结节或<4mm
外生殖器	男：睾丸已降至阴囊 女：大阴唇遮盖小阴唇	男：睾丸未降或未全降 女：大阴唇不能遮盖小阴唇

【复习思考题】

简答题

（1）早产儿的外观特点有哪些？

（2）如何护理新生儿？

（3）新生儿常见的特殊生理状态包括哪几种？

笔记栏

见习四（2）　新生儿黄疸

【见习要求】

1. 了解新生儿胆红素代谢特点。

2. 掌握生理性黄疸与病理性黄疸的鉴别要点。

3. 了解发生胆红素脑病的有关因素和防治方法。

4. 熟悉病理性黄疸的常见病因及其特点。

【见习时数】 1学时。

【见习准备】 典型患儿1个。

【见习过程】

1. 教师带领见习学生进新生儿病室见习新生儿黄疸。

2. 教师启发见习学生复习新生儿胆红素代谢特点，生理性黄疸与病理性黄疸的鉴别要点，重点讨论常见的几种病理性黄疸的临床特征，鉴别诊断。

3. 介绍胆红素脑病的临床表现、防治方法。

【病史采集要点】

1. 现病史

（1）发病情况：急性或逐渐起病。

（2）发病原因或诱因：有无宫内窘迫或出生时窒息，有无感染史。

（3）主要症状：皮肤黄染。

（4）伴随症状：有无惊厥、呼吸暂停、发热。

（5）病情演变：有无进行性加重。

（6）诊疗情况：入院前诊断和治疗（具体用药）。

（7）一般情况：进食、反应、哭声。

2. 个人史 生产史：胎次、产次，孕周（足月或早产），母孕期异常产科病史（宫内窘迫），顺产或难产，有无窒息，Apgar评分，出生时的复苏抢救措施，羊水有无异常，生产方式，出生体重。

【体查要点】

1. 皮肤、巩膜、黏膜黄染程度、范围。

2. 四肢肌张力，原始反射。

3. 肝、脾有无肿大。

【辅助检查报告单展示】 略。

【知识精要】

1. 临床表现

（1）生理性黄疸：生后 2～3 日出现，第 4～5 日达高峰，足月儿多在生后 5～7 日消退，最迟不超过 2 周；早产儿可延迟至第 3～4 周消退。每日血清胆红素升高＜85μmol/L 或每小时＜8.5μmol/L。除黄疸外，小儿一般情况良好，不伴有其他临床症状，大小便颜色正常。

（2）病理性黄疸：具备以下一项即可诊断。

1）出现早：生后 24 小时内出现。

2）程度深：血清总胆红素值已达到相应日龄及相应危险因素下的光疗干预标准，或每日血清胆红素升高＞85μmol/L 或每小时＞8.5μmol/L。

3）消退迟：足月儿＞2 周，早产儿＞4 周。

4）黄疸退而复现。

5）血清结合胆红素＞34μmol/L。

（3）胆红素脑病：临床分 4 期，第 1～3 期出现在新生儿早期，为急性胆红素脑病，第 4 期在新生儿期以后出现，为慢性胆红素脑病。

1）警告期：表现为嗜睡、吸吮反射减弱和肌张力减退。大多数黄疸突然明显加深。历时 12～24 小时。

2）痉挛期：轻者仅两眼凝视，阵发性肌张力增高；重者两手握拳、前臂内旋，角弓反张、呼吸暂停，有时尖声哭叫，发热。持续约 12～48 小时。

3）恢复期：大都见于第 1 周末，首先吸吮力和对外界的反应逐渐恢复，继而痉挛逐渐减轻、消失。历时 2 周左右。

4）后遗症期（慢性胆红素脑病）：常出现于生后 2

个月或更晚。表现为手足徐动、眼球运动障碍、耳聋、智力障碍或牙釉质发育不良、脑瘫等。

2. 辅助检查

（1）一般实验室检查

1）红细胞及血红蛋白电泳。

2）网织红细胞。

3）有核红细胞。

4）血型（ABO 和 Rh 系统）。

5）红细胞脆性试验。

6）尿三胆检查。

7）高铁血红蛋白还原率检查：正常＞0.75。G-6-PD 活性测定：降低。

（2）血清特异性血型抗体检查是诊断新生儿溶血病的主要依据，即改良 Coombs 试验阳性或抗体释放试验阳性。

（3）肝功能检查

1）总胆红素和结合胆红素。

2）转氨酶。

3）碱性磷酸酶。

4）血浆蛋白和凝血酶原。

5）甲胎蛋白（AFP）。

（4）肝活组织检查：对某些肝脏疾病有较大诊断价值。

（5）影像诊断

1）超声：在胆道系统疾病时可显示病变情况。

2）核同位素扫描：可精确估计肝脏大小和血管畸形，婴儿阻塞性黄疸（如肝外胆道畸形）。

3）计算机断层摄影（CT）：对肝胆系统中的胆囊扩张、胆道畸形、肝脏肿瘤手术前准备。

3. 诊断　依据临床特征及血清胆红素检查即可诊断。

4. 鉴别诊断　见表4-3。

表 4-3　　新生儿黄疸的鉴别诊断

病名	黄疸开始时间	黄疸持续时间	血清胆红素	黄疸类型	临床特征
生理性黄疸	生后2～3天	约1周	非结合胆红素升高为主		无临床症状
新生儿溶血病	生后24小时内或第2天	1个月或更长	非结合胆红素升高为主	溶血性	贫血，肝脾大，母婴血型不合，严重者并发胆红素脑病
母乳性黄疸	生后4～7天	2个月左右	非结合胆红素升高为主		无临床症状，停母乳3～5天黄疸明显消退
新生儿败血症	生后3～4天或更晚	1～2周或更长	早期非结合胆红素增高为主，晚期结合胆红素增高为主	溶血性、晚期并肝细胞性	感染中毒症状
G-6-PD缺乏	生后2～4天	12周或更长	非结合胆红素增高为主	溶血性	贫血，常有发病诱因
新生儿肝炎	生后数日～数周	4周或更长	结合胆红素增高为主	阻塞性及肝细胞性	黄疸和大便颜色有动态变化，GPT升高，激素可退黄
先天性胆道梗阻	生后1～3周	持续升高不退	结合胆红素增高	阻塞性及肝细胞性	早期一般情况良好，晚期发生胆汁性肝硬化

5. 治疗

（1）光照疗法

1）光疗原理：胆红素能吸收光，在光和氧的作用下，脂溶性的胆红素转化成为一种水溶性的产物，直接从胆汁或尿液排出体外，从而降低血清非结合胆红素浓度。胆红素的吸收光带是 400～500nm，尤其是在 420～440nm 波长时光分解作用最强，蓝色荧光波长主峰在 425～475nm 之间，故多采用蓝色荧光灯进行治疗。近年来，有报告绿光退黄效果胜于蓝光者。

2）方法及注意事项：①让患儿裸体睡于蓝光箱中央，光源距婴儿体表 50cm；②两眼及外生殖器用黑罩或黑布遮盖；③箱周温度应保持在 30～32℃，每小时测肛温 1 次，使体温保持在 36.5～37.2℃之间；④光照时间根据病因、病情轻重和血清胆红素浓度减退的程度来定，可连续照射 24～72 小时。

3）副作用：①当血清结合胆红素＞68μmol/L（4mg/dl）、转氨酶及碱性磷酸酶升高时，光疗后胆绿素蓄积，可使皮肤呈青铜色，即青铜症；故以结合胆红素增高为主或肝功能有损害的患儿不宜作光疗；②可出现发热、腹泻、皮疹、核黄素减少、低钙血症。

（2）药物治疗

1）白蛋白：供给与胆红素联结的白蛋白，可使游离的非结合胆红素减少，预防胆红素脑病。血清胆红素接近换血值，且白蛋白小于 25g/L 时使用。血浆 25ml/次静脉滴注或白蛋白 1g/kg 静脉滴注。

2）纠正代谢性酸中毒：提高血 pH，以利于非结合胆红素于白蛋白结合。

3）酶诱导剂：能诱导肝细胞内葡萄糖醛酸转移酶的活性，降低血清非结合胆红素。苯巴比妥尚能增加 Y 蛋白，促进肝细胞对胆红素的摄取。因需用药 2～3 天才出现疗效，故应及早用药。苯巴比妥每日 5mg/kg，分 2～3 次口服。

4）静脉用丙种球蛋白：1g/kg，于 6～8 小时内滴入，早期应用临床效果好，可抑制吞噬细胞破坏致敏红细胞，阻断溶血。

（3）换血疗法

1）换血目的：换出血中已致敏红细胞及抗体，阻止进一步溶血；减少血清非结合胆红素浓度，预防发生胆红素脑病；纠正贫血，防止心力衰竭。

2）换血指征：①产前已经确诊为新生儿溶血病，出生时有贫血、水肿、肝脾肿大及心力衰竭，出生时脐血血红蛋白<120g/L，脐血胆红素>68μmol/L（4mg/dl）；②生后 12 小时内胆红素每小时上升>12μmol/L；③光疗失败，指高胆红素血症经光疗 4～6 小时后血清总胆红素仍上升 8.6μmol/（L·h）；④已有早期胆红素脑病症状者。

3）血源选择：ABO 溶血症用 AB 型血浆，加 O 型红细胞混合后的血。Rh 溶血症应用 ABO 与患儿同型（或 O 型），Rh 阴性的肝素化血。血源应为 3 天内的新鲜血。

4）换血量及速度：常用的换血量为 150～180ml/kg，约为婴儿全血的 2 倍。换血后可作光疗。以减少或避免再次换血。

5）换血途径：脐静脉置管；周围动脉、静脉同步换血。

【复习思考题】

1. 简答题

（1）生理性黄疸的发病机制是什么？如何鉴别生理性黄疸和病理性黄疸？

（2）试述胆红素脑病的临床表现。

（3）如何治疗病理性黄疸？

（4）试述光照疗法和换血疗法的适应证。

2. 病例分析 患儿，男，3天，G2P2，足月顺产，牛奶喂养，生后 15 小时开始皮肤黄染，血清总胆红素 102μmol/L，第 2、3 天血清总胆红素分别为 204 μmol/L 和 306μmol/L，母亲血型为 O 型，Rh（+）。为明确诊断，应进行哪些检查？如何治疗？

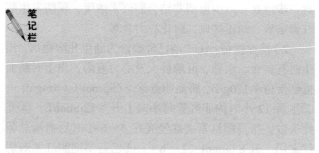

见习四（3） 新生儿窒息

【见习要求】

掌握新生儿窒息的诊断及新生儿复苏操作流程。

【见习时数】 2学时。

【见习准备】

1. 典型病历1份。

2. 新生儿复苏模型及器材。

【见习过程】

1. 教师带领见习学生进示教室对照典型病例讲解新生儿窒息临床表现及复苏流程图。

2. 教师和一位同学合作模拟操作新生儿复苏。

3. 同学分组练习新生儿复苏，教师在旁指导。

【见习内容】

1. 临床表现

（1）胎儿宫内窒息：早期胎动增加，胎心率≥160次/分；晚期胎动减少或消失，胎心率<100次/分；羊水胎粪污染。

（2）Apgar 评分评判（表4-4）：分别于出生后1分钟、5分钟、10分钟进行评分，如新生儿需复苏，则15分钟、20分钟仍需评分。具体评分方法如下表，总分10分，0~3分为重度窒息，4~7分为轻度窒息。1分钟评分评判有无窒息及程度；5分钟评判复苏效果及判断预后。

表4-4　新生儿 Apgar 评分标准

体征	0分	1分	2分
皮肤颜色	青紫或苍白	躯干红，四肢紫	全身红
心率（次/分）	无	<100	>100
弹足底或插鼻管反应	无反应	有些动作，如皱眉	哭，喷嚏
肌张力	松弛	四肢屈曲	活动好
呼吸	无	慢，表浅，不规则	正常，哭声响

（3）多脏器功能受损症状

1）中枢神经系统：缺氧缺血性脑病和颅内出血。

2）呼吸系统：吸入综合征、肺出血、ARDS 及急性肺损伤。

3）心血管系统：PPHN、缺氧缺血性心肌病。

4）泌尿系统：肾功能不全、衰竭及肾静脉血栓形成。

5）代谢方面：低/高血糖、低钙血症、低钠血症、低氧血症、呼吸性/代谢性酸中毒。

6）消化系统：应激性溃疡、坏死性小肠结肠炎、黄疸。

7）血液系统：DIC、血小板减少。

2. 诊断标准　国内根据 Apgar 评分作出；美国需如下四点：

（1）脐动脉血示酸中毒，pH<7.0。

（2）Apgar 评分小于 4 分，且持续时间>5 分钟。

（3）早期有神经系统表现。

（4）早期有多脏器功能不全的依据。

3. 治疗

（1）新生儿复苏流程图（图 4-1）

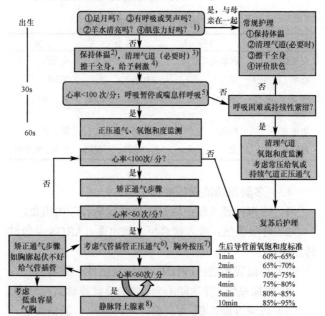

图 4-1　新生儿复苏流程图

1）用物准备：辐射台，脉氧仪，听诊器，计时器，胃管，塑料薄膜袋，毛巾，肩垫，吸引球，吸痰管，胃管，吸氧装置，胎粪吸引管，新生儿复苏囊，新生儿喉镜，气管导管，肾上腺素针剂，生理盐水，1ml、10ml、20ml、50ml 注射器各一个。检查包装是否完好，药品应核对生产日期、药名。

2）将新生儿放在预热的辐射台上，用预热好毛巾包好，清理气道后擦干；小于 1500g 早产儿复苏时可先不予擦干，直接用塑料薄膜袋包装，露出头部。

3）摆正体位：肩部垫一个 3～5cm 厚软垫，轻度伸仰颈部，保持"鼻吸气"体位，使咽后壁，喉和气管成直线；而后清理气道，如羊水有胎粪污染需评估新生儿是否有活力。羊水有胎粪评估新生儿是否有活力是指：呼吸有力、肌张力好及心率＞100 次/分，其中任一项异常视为无活力。羊水污染但有活力及羊水清亮：清理呼吸道，先口腔后鼻腔；羊水污染无活力：气管插管，气道内吸引。吸引压力不得大于 100mmHg，时间不得大于10 秒。

4）触觉刺激：拍打或者轻弹足底；轻柔抚摸患儿的背部、躯干或四肢，刺激后再次摆好体位。

5）正压通气指征：频繁呼吸暂停或喘息样呼吸或心率＜100 次/分。正压通气方法：面罩放置应覆盖颏端、口及鼻，避免压眼眶；正压通气频率 40～60 次/分，压力开始为 30～40cmH$_2$O，后维持在 20cmH$_2$O。判断通气有效的方法：心率迅速增快，以心率、胸廓起伏、呼吸音及氧饱和度作为评估指标。常见的胸廓扩张不良的原因及措施：①密封不良：重新放置面罩；②气道阻塞：纠正患儿头部位置；检查分泌物，如果有则再次吸引；通气时使患儿口微张开；③压力不足：增加压力直到胸廓起伏自如或考虑气管内插管；④设备运转失常：检查或更换气囊。

6）气管插管指征：A 步骤（清理呼吸道）中羊水Ⅲ污染且无活力需气管插管吸引胎粪；B 步骤（建立呼吸）中面罩正压通气经矫正通气后，仍为无效通气或面罩正确正压通气时胸廓起伏不满意，如产妇全麻胎儿呼吸抑制或极低出生体重早产儿肺表面活性物质不足肺泡张开困难等情况时；C 步骤（维持正常循环）中胸外按压时必须气管插管正压通气；D 步骤（药物治疗）中使用肾上腺素时静脉通道未建立可气管导管内给药。导管选择：根据不同的体重及孕周选择型号，气管导管的型号即内径；经口插入深度：体重（kg）+6。

7）心脏按压指征：经有效正压通气 30 秒后心率仍小于 60 次/分；定位胸骨体下 1/3 处，避开剑突，采用拇指法或双指法；按压深度：胸廓前后径的 1/3，按压时长短于松开的时长，频率大于 90 次/分，与通气比例 3：1，胸外按压必须联合气管插管正压通气下进行。

8）肾上腺素 1：10000 溶液 0.5～1.0ml/kg 气管导管内给药或 1：10000 溶液 0.1～0.3ml/kg 静脉注射，给药后继续胸外按压 30 秒；若患者仍复苏不成功，需考虑并发症：①低血容量：其表现肤色苍白、毛细血管再充盈延迟、脉搏微弱、心率持续低；处理为生理盐水首次10ml/kg，可追加 10ml/kg，大于 5～10 分钟脐静脉注射；②气胸：处理为在患侧锁骨中线第二肋间胸腔穿刺排气或胸腔闭式引流，予胸腔穿刺排气。

（2）常见并发症及处理

1）腹胀：如果人工通气时间大于 2 分钟，8F（< 1kg，6F）鼻饲管从口腔插入，而不是鼻腔（继续通气之用）接上 20ml 注射器，轻轻地将胃内容物吸出取走

注射器，使胃管末端对空气开放用胶布将胃管固定于患儿颊部。

2）气胸：注意人工通气压力；胸腔穿刺排气或胸腔闭式引流。

3）肝破裂：注意胸外心脏按压部位及力度，止血、扩容、外科手术。

4）肋骨骨折：注意按压力度，外科处理。

【复习思考题】

1. 孕 34 周，体重 1800g，胎膜早破，羊水清亮。胎儿分娩以后，无哭声，呼吸弱，四肢松软，心率 80 次/分，请给予处理。

2. 30 秒后再次评估：呼吸微弱，心率 50 次/分，请继续处理。

3. 患儿面罩正压通气经矫正通气后仍无有效通气，请处理。

4. 插管后通气 30 秒再次评估，心率仍 50 次/分，请继续处理。

5. 30 秒后再次评估：患儿心率 40 次/分，且患儿右侧胸廓隆起，右肺呼吸音低，请处理。

6. 30 秒后患儿心率 70 次/分，请处理。

7. 30 秒后患儿自主呼吸规则，心率 125 次/分，皮肤红润，但停氧气既有发绀，请处理。

笔记栏

见习五（1） 新生儿颅内出血

【见习要求】 掌握新生儿颅内出血的临床表现、诊断及治疗。

【见习时数】 1学时。

【见习准备】 典型患儿一个或病历一份，典型头颅CT片一份。

【见习过程】

1. 教师带领见习学生进新生儿病室见习新生儿颅内出血。

2. 教师讲授病史采集及体查要点。

3. 教师展示典型新生儿颅内出血CT片。

4. 教师启发见习学生复习新生儿颅内出血的发病机制，讨论临床表现，诊断及治疗，并归纳总结。

【病史采集要点】

1. 现病史

（1）发病情况：逐渐起病或急起?

（2）发病原因或诱因：窒息缺氧或产伤。

（3）主要症状：有无激惹、兴奋或嗜睡、迟钝、昏迷，有无惊厥。

（4）伴随症状：有无发绀、气促，贫血或皮肤黄染。

（5）病情演变：有无神经系统抑制症状进行性加重。

（6）诊疗情况：入院前诊断和治疗（具体用药）。

（7）一般情况。

2. 个人史

生产史：胎次、产次，孕周（足月或早产），母孕期异常产科病史（妊高征、胎位不正等），顺产或难产，有无使用产钳、胎头吸引器、臀牵引？有无窒息，Apgar评分，出生时的复苏抢救措施，羊水情况，生产方式，出生体重，是否为巨大儿。

【体查要点】

1. 神志　激惹或嗜睡，迟钝、昏迷。

2. 前囟　大小，张力。

3. 肌张力　减弱、消失或阵发性增强。

4. 原始反射　活跃或减弱、消失。

5. 呼吸、血压、瞳孔、面色，有无黄疸。

【辅助检查报告单展示】　略。

【知识精要】

1. 临床表现

（1）颅内出血的症状和体征与出血部位及出血量有关，常见者包括：

1）意识状态改变：如激惹、嗜睡、昏迷等。

2）呼吸改变：增快或缓慢，不规则或呼吸暂停等。

3）颅内压力增高：前囟隆起、血压增高、角弓反张、惊厥、脑性尖叫等。

4）眼征：凝视、斜视、眼球震颤等。

5）瞳孔：不等大或对光反射消失。

6）肌张力：增高、减低或消失。

7）其他：无原因可解释的苍白、贫血、黄疸。

（2）各类型颅内出血的特点

1）脑室周围-脑室内出血（PVH-IVH）：是早产儿颅内出血中常见的一种类型。多见于32周以内、体重低于1500g的早产儿。根据头颅影像学检查可分为四级：Ⅰ级：室管膜下生发基质出血；Ⅱ级：脑室内出血，但无脑室扩大；Ⅲ级：脑室内出血伴有脑室扩大；Ⅳ级：脑室扩大伴有脑室旁白质损伤或出血性梗死。大部分在出生3天内发病。小量Ⅰ、Ⅱ级出血可无症状，预后较好；Ⅲ、Ⅳ级出血则神经系统症状进展快，在数分钟到数小时内意识状态从迟钝转为昏迷，瞳孔固定，对光反应消失，惊厥及去大脑强直状态，血压下降，心动过缓，呼吸停止死亡。

2）原发性蛛网膜下腔出血（SAH）：多见于早产儿，与缺氧、酸中毒、产伤等因素有关。大多出血量少，无临床症状，预后良好；部分典型病例生后第2天发作惊厥，发作间歇情况良好；极少数大量出血者，引起反复中枢性呼吸暂停、惊厥、昏迷等，常于短期内死亡。

3）硬脑膜下出血（SDH）：多见于足月巨大儿，或臀位异常难产、高位产钳助产儿。①急性大量出血，在数分钟或几小时内神经系统症状恶化，呼吸停止死亡；②急性出血者，在出生24小时后出现症状，以惊厥为主，有局灶性脑征，如偏瘫、眼斜向瘫痪侧等；③慢性出血者：出生数月后产生慢性硬脑膜下积液，有惊厥发作、发育迟缓和贫血等。

4）脑实质出血（IPH）：①少量点片状出血，可无明显临床症状；②脑干出血，早期可发生瞳孔变化、呼吸不规则和心动过缓，前囟张力不高；③部分可遗留后遗症，如脑性瘫痪、癫痫和智力或运动功能发育迟缓。

5）小脑出血（CH）：多发生在胎龄<32周的早产

儿，不典型，大多数有频繁呼吸暂停，心动过缓，最后因呼吸衰竭死亡。

2. 辅助检查

（1）颅脑超声检查：PVH-IVH 有特异性，首选。

（2）CT 所见：颅内高密度影，CT 值>40Hu。

3. 诊断依据

（1）病史和临床表现提供诊断线索。

（2）脑脊液检查如为均匀血性并发现皱缩红细胞，则有助于诊断，病情危重时不宜进行此操作。

（3）影像学检查有助确诊，CT 和 B 超扫描可提示出血部位和范围，有助于判断预后。

4. 鉴别诊断

（1）新生儿缺氧缺血性脑病：有明确宫内缺氧或出生时重度窒息史，神经系统表现二者无特异性，颅脑超声、CT 可鉴别。

（2）新生儿化脓性脑膜炎：系由各种化脓性细菌感染引起的脑膜炎症，起病隐匿，常缺乏典型症状和体征。常见出生时婴儿正常，数日后出现肌张力低下、少动、哭声微弱、吸吮力差、拒食、呕吐、黄疸、发绀、呼吸不规则等非特异性症状。发热或有或无，甚至体温不升。查体仅见前囟张力增高，而少有脑膜刺激征，前囟隆起亦出现较晚。腰穿检查脑脊液才能确诊。

5. 治疗

（1）支持疗法

1）保持患儿安静，尽可能避免搬动，及刺激性操作。

2）维持正常的 PaO_2、$PaCO_2$、pH。

3）维持正常的渗透压及灌注压。

（2）控制惊厥

1）首选苯巴比妥钠：负荷量 20mg/kg，15~30 分钟内静脉滴入。若不能控制惊厥，1 小时后可加用 10mg/kg，12～24 小时后给维持量，为 5mg/（kg·d）。

2）地西泮：苯巴比妥钠无效时加用，剂量 0.3～0.5 mg/kg，静滴。

3）注意：两药合用对呼吸抑制，高胆红素血症患儿须慎用。

（3）降低颅内压：对伴有颅内高压者可使用呋塞米，每次 0.5～1mg/kg，每日 2～3 次。有瞳孔不等大、呼吸节律不整、叹息样呼吸或双吸气时可使用甘露醇，剂量根据病情决定，一般每次 0.25～0.5g/kg，静脉推注。

（4）止血药：可选择使用维生素 K_1、酚磺乙胺（止血敏）、卡巴克络（安络血）和立止血等。

（5）脑代谢激活剂：出血停止后可给予胞二磷胆碱静脉滴注，0.1g/次，每日 1 次，10～14 天为 1 疗程；脑活素 2ml，稀释后静滴，每日 1 次，10～14 天为 1 疗程。恢复期可给脑复康每日 0.2g，连续服药 3 个月。

（6）脑硬膜穿刺：用于硬脑膜下出血患儿，每日 1 次，每次抽出量不超过 15ml。

（7）出血后脑积水：可进行脑室穿刺引流，维持 7 天后撤除，如头围继续增大，可考虑脑积水分流术。

【复习思考题】

1. 简答题

（1）新生儿颅内出血的病因及发病机制是什么？

（2）新生儿颅内出血的临床表现、诊断及治疗有哪些？

2. 病例分析 患儿，G1P1，孕 39 周经产道分娩，高位产钳助产，出生体重 4.2kg。出生第 3 天出现激惹，下肢抽动 5 分钟。体查：激惹，哭声尖，呼吸规则，双侧瞳孔等大、等圆，对光反射灵敏，前囟紧张，双肺呼吸音清，心音有力，律齐。腹软。四肢肌张力增高。

（1）可能的诊断是什么？如何进一步明确诊断？

（2）如何治疗？

见习五（2） 新生儿缺氧缺血性脑病（HIE）

【见习要求】 掌握新生儿缺氧缺血性脑病的临床表现、分度、诊断及治疗。

【见习时数】 1学时。

【见习准备】 典型患儿一个或病历一份，典型头颅CT片一份。

【见习过程】

1. 教师带领见习学生进新生儿病室见习新生儿缺氧缺血性脑病。

2. 教师讲授病史采集及体查要点。

3. 教师展示典型新生儿缺氧缺血性脑病CT。

4. 教师启发见习学生复习新生儿缺氧缺血性脑病的发病机制，讨论临床特征，诊断依据及防治方法，并归纳总结。

【病史采集要点】

1. 现病史

（1）发病情况：急性或逐渐起病。

（2）发病原因或诱因：产前或产时缺氧。

（3）主要症状：有无激惹、兴奋或嗜睡，迟钝、昏迷，有无惊厥。

（4）伴随症状：有无发绀、气促。

（5）病情演变：有无神经系统抑制症状进行性加重。

（6）诊疗情况：入院前诊断和治疗（具体用药）。

（7）一般情况。

2. 个人史

生产史：胎次、产次，孕周（足月或早产），母孕期异常产科病史（妊高征等），顺产或难产，有无窒息，Apgar 评分，出生时的复苏抢救措施，羊水情况，生产方式，出生体重。

【体查要点】

1. 神志

激惹、嗜睡、昏迷。

2. 前囟

大小，张力。

3. 瞳孔

扩大、缩小、不等大，对光反射情况。

4. 肌张力

正常、减低、松软、增高。

5. 原始反射

活跃、减弱、消失。

【辅助检查报告单展示】

头颅 CT 所见：①轻度：散在、局灶低密度影分布 2 个脑叶；②中度：低密度影超过 2 个脑叶，白质灰质对比模糊；③重度：弥漫性低密度影、灰质白质界限丧失，但基底节、小脑尚有正常密度，侧脑室狭窄受压。

【知识精要】

1. 临床表现

根据意识、肌张力、原始反射改变、有无惊厥、病程及预后等，临床上可分为三度（表 5-1）。

表 5-1 HIE 分度

项目	轻度	中度	重度
意识	兴奋	嗜睡	昏迷
肌张力	正常	减低	松软
原始反射：			
拥抱反射	活跃	减弱	消失
吸吮反射	正常	减弱	消失
惊厥	可有肌阵挛	常有	多有，可呈持续状
中枢性呼吸衰竭	无	有	明显
瞳孔改变	扩大	缩小	不等大，对光反射迟钝
EEG	正常	低电压，可有痫样放电	爆发抑制，等电位
病程及预后	症状在72小时内渐消失，预后好	症状14日内消失，可能有后遗症	数天至数周死亡，症状可持续数周，病死率高，存活者多有后遗症

2. 辅助检查

（1）血生化检查

1）血气分析：出生时取脐血行血气分析，了解患儿宫内缺氧情况。

2）血清磷酸肌酸激酶同工酶增高，此酶是脑组织损伤程度的特异性酶。

3）神经元特异性烯醇化酶：神经元受损时血浆中此酶活性增高。

（2）脑影像学检查

1）颅脑超声检查：有特异性诊断价值。

A. 普遍回声增强、脑室变窄或消失，提示有脑水肿。

B. 脑室周围高回声区，多见于侧脑室外角的后方，提示可能有脑室周围白质软化。

C. 散在高回声区，由广泛散布的脑实质缺血所致。

D. 局限性高回声区，表明某一主要脑血管分布的区域有缺血性损害。

2）头颅 CT 所见：多有脑水肿表现，生后 4～7 天检查，CT 值＜18Hu。

A. 轻度：散在、局灶低密度影分布 2 个脑叶。

B. 中度：低密度影超过 2 个脑叶，白质灰质对比模糊。

C. 重度：弥漫性低密度影、灰质白质界限丧失，但基底节、小脑尚有正常密度，侧脑室狭窄受压。

3）头颅磁共振成像（MRI）：无放射线损伤，能清晰显示 B 超及 CT 不易探及的部位；弥散加权磁共振（DWI）对早期缺血脑组织的诊断更敏感。

（3）脑电生理检查

1）脑电图：反应脑损害程度，判断预后，以及有助于惊厥的诊断。

2）振幅整合脑电图：评估 HIE 程度及预测预后，可床边连续监测。

3. 诊断依据

（1）有明确的可导致胎儿宫内缺氧的异常产科病史及严重的胎儿宫内窘迫表现：胎动明显减少，胎心明显减慢＜100 次/分持续 5 分钟以上，和/或胎粪污染羊水Ⅲ度。

（2）出生时有重度窒息史：Apgar 评分 1 分钟≤3 分并持续至 5 分钟≤5 分，和/或出生时脐动脉血气 pH≤7.00。

（3）生后不久出现神经系统症状：意识障碍、肌张力改变、原始反射异常等，重症出现脑干症状，并持续至 24 小时以上。

（4）排除电解质紊乱、颅内出血和产伤等原因引起的抽搐，宫内感染、遗传代谢性疾病和其他先天性疾病所引起的脑损伤。

注：临床表现（前 3 条）是主要诊断依据，4 条同时存在可确诊，缺第 4 条暂时不能确定，只能拟诊。

4. 鉴别诊断　新生儿颅内出血：多有产伤或窒息史，亦可有惊厥、意识障碍、肌张力改变等表现，鉴别有赖于头颅 CT 或 B 超。

5. 治疗　治疗的目的：尽可能改善已经受损害神经元的代谢功能；维持机体内环境的稳定；同时应予以控制惊厥、减轻脑水肿、改善脑血流和脑细胞代谢等特殊治疗。治疗包括"三支持，二对症，一护脑"。

（1）支持疗法

1）维持良好的通气功能，纠正低氧血症和高碳酸血症，必要时使用人工呼吸机，保持 $PaO_2 > 60 \sim 80mmHg$，pH 及 $PaCO_2$ 在正常范围。

2）维持脑和全身良好的血液灌注，纠正低血压：常用多巴胺每分钟 $2 \sim 5\mu g/kg$，静脉滴注，也可同时加用等剂量多巴酚丁胺。

3）维持血糖在正常的高值（$4.16 \sim 5.55mmol/L$），以满足脑组织能量代谢需要。

（2）控制惊厥：首选苯巴比妥钠，负荷量给 20mg/kg，如未止惊，1 小时后可加 10mg/kg，12～24h 后给维持量，每日 3～5mg/kg。如惊厥频繁发作可加用地西泮或水合氯醛。

（3）治疗脑水肿：适当限制液体入量：每日量不超过 60～80ml/kg。颅压高时，首选呋塞米 0.5～1mg/kg 静注；严重者可用甘露醇 0.25～0.5g/kg 静注，间歇 6～12 小时，连用 3～5 天。不主张用糖皮质激素。

（4）亚低温治疗：应于发病 6 小时内使用，持续 48～72 小时。

（5）脑代谢激活剂等：可用胞二磷胆碱、脑活素或神经节苷脂。

（6）新生儿期后治疗：康复训练。

【复习思考题】

1. 简答题

（1）新生儿缺氧缺血性脑病的临床表现、分度是什么？

（2）如何诊断新生儿缺氧缺血性脑病？治疗原则是什么？

2. 病例分析　患儿，男，2 天，G1P1，孕 40 周经产道分娩，Apgar 1 分钟评 3 分，5 分钟评 6 分，10 分钟评 10 分。生后第 2 天出现嗜睡，频繁出现四肢抽动。体查：反应差，嗜睡，前囟紧张，双肺呼吸音清，心律齐，心音稍低钝，腹平软，肝、脾不大。四肢肌张力降低，拥抱反射消失。血电解质：Na^+ 136mmol/L，Cl^- 102 mmol/L，Ca^{2+} 2.01 mmol/L，Mg^{2+} 0.7 mmol/L，头颅 CT 示弥漫性低密度影、灰质白质界限丧失。

（1）可能的诊断是什么？应与哪些疾病鉴别？

（2）如何治疗？

笔记栏

见习五(3)　新生儿呼吸窘迫综合征(NRDS)

【见习要求】　掌握新生儿呼吸窘迫综合征的临床表现、诊断及治疗。

【见习时数】　1 学时。

【见习准备】

1. 典型患儿 1 个或病历 1 份。

2. 典型 X 线胸片 1 份。

【见习过程】

1. 教师带领见习学生进新生儿病室见习新生儿呼吸窘迫综合征。

2. 教师讲授病史采集及体查要点。

3. 教师展示典型新生儿呼吸窘迫综合征 X 线胸片。

4. 教师启发见习学生复习新生儿呼吸窘迫综合征的发病机制，讨论临床表现，诊断及治疗，并归纳总结。

【病史采集要点】

1. 现病史

（1）发病情况：逐渐起病或急起?

（3）主要症状：有无气促、发绀、呻吟。

（4）伴随症状：有无惊厥、呼吸暂停。

（5）病情演变：有无进行性加重。

（6）诊疗情况：入院前诊断和治疗（具体用药）。

（7）一般情况。

2. 个人史　生产史:胎次、产次,孕周（足月或早产），母孕期异常产科病史（胎膜早破、宫内窘迫），母有无糖尿病史，顺产或难产，有无窒息，Apgar 评分，出生时的复苏抢救措施，羊水有无异常，生产方式，出生体重。

【体查要点】

1. 呼吸频率、节律。

2. 甲床、嘴唇、颜面发绀情况。

3. 鼻翼扇动、吸气性三凹征。

4. 胸部 视、触、叩、听。

【辅助检查报告单展示】 X 线表现：①早期呈毛玻璃样：两侧肺野普遍性透亮度减低，内有均匀分布的细小颗粒和网状阴影；②有支气管充气征：在肺泡不张的背景下充气的支气管显示更清楚，犹如秃叶分叉的树枝。整个胸廓扩张良好，横膈位置正常；③白肺：肺野呈白色，肺-肝界，肺-心界均消失。

【知识精要】

1. 临床表现

（1）症状：多为早产儿，足月儿亦可发生，如糖尿病母亲婴儿、择期剖宫产儿。生后不久，一般生后 6 小时内出现呼吸困难，逐渐加重，伴呻吟，呼吸不规则，或有呼吸暂停。

（2）体征：面色灰白或青灰，呻吟，呼吸>60 次/分，鼻翼扇动，胸廓下陷，吸气时三凹征（＋），双肺呼吸音减低，吸气时可听到细湿啰音。缺氧重者四肢肌张力低下。

2. 辅助检查

（1）实验室检查

1）泡沫法：（-）表示 PS 少，可诊断为缺乏征，（+）或（++）为可疑，（+++）表示 PS 多，肺已成熟。

2）羊水卵磷脂/鞘磷脂（L/S）比值：L/S≥2 表示"肺成熟"，1.5～2 表示过渡值或可疑，<1.5 表示"肺未成熟"。

3）血气分析：PaO_2 低，$PaCO_2$ 增高，血 pH 降低。

（2）X 线检查

1）早期呈毛玻璃样。

2）有支气管充气征。

3）白肺。

（3）心脏彩色多普勒超声检查：确诊有无持续肺动脉高压（PPHN）和动脉导管开放。

3. 诊断依据

（1）多为早产儿，尤其是胎龄＜30～32周；足月儿亦可发生，如糖尿病母亲婴儿、择期剖宫产儿。

（2）临床表现：生后不久，即6小时内出现进行性加重的呼吸困难。

（3）胸片：①毛玻璃样改变；②支气管充气征，严重者呈白肺。

4. 鉴别诊断

（1）B组溶血性链球菌肺炎：如孕妇有羊膜早破史、羊水有异味史或妊娠后期有感染史需考虑有发生B组β溶血性链球菌感染的可能，需及时采血做血培养或宫颈拭子培养以资鉴别。

（2）湿肺：①多见于足月儿，病程短，症状轻；②与肺液吸收迟缓有关，故剖宫产儿更多见；③X线胸片见肺野过度充气，肺纹理增强，有斑片状、面纱或云雾状密度增深影，并可见叶间或胸腔积液；④本病为自限性，症状多在24小时左右消失，部分早产儿病程可延至48小时后；⑤根据X线胸片可与肺透明膜病区别。

（3）膈疝：腹腔内容物通过膈肌缺损处疝入胸腔。①多数婴儿出生时Apgar评分低；②巨大膈疝生后即出现呼吸困难；较小的膈疝呼吸困难在生后数日或数周出现；③整个胸廓或胸廓一侧隆起，腹部平坦或凹陷，肺部听不到呼吸音，偶可听到肠鸣音；④一侧背部叩诊鼓音提示胸腔内有充气的肠管；⑤确诊依靠X线胸片，经胃管注入空气使肠管充气，可使肠管轮廓看得更清。

5. 治疗

（1）一般治疗

1）保暖。

2）监测体温、呼吸、心率、血压和血气，有条件还需监测平均气道压等。

3）保证液体和营养供给。

4）纠正酸中毒。

5）关闭动脉导管：静脉滴入消炎痛或口服美林，无效予手术结扎。

6）抗生素治疗。

（2）供氧和机械呼吸：轻者可用鼻塞、面罩或持续气道正压呼吸（CPAP）。如 FiO_2 已达 0.6，而 PaO_2 仍在 6.65 kPa 以下则需作气管插管，使用人工呼吸机。

（3）肺表面活性物质替代疗法：PS 已成为 NRDS 的常规治疗，应尽早使用。用天然 PS（包括猪肺、牛肺 PS），从气管插管直接滴入肺中。

【复习思考题】

1. 简答题

（1）试述新生儿呼吸窘迫综合征的病因和发病机制。

（2）如何防治新生儿呼吸窘迫综合征？

2. 病例分析 患儿，男，6 小时，W1.2kg，孕 30 周经产道顺产，Apgar 评分 1 分钟 7 分，5 分钟 9 分。生后 2 小时起出现发绀、气促、呻吟，并进行性加重，出现三凹征。体查：早产儿貌，R 65 次/分，$TcSO_2$ 78%，低流量给氧下唇周、肢端仍发绀。呼气性呻吟，双肺呼吸音减低，心率 150 次/分，律齐，心音可，无杂音。腹软。四肢肌张力稍低。

可能的诊断是什么？ 如何进一步明确诊断？如何治疗？

笔记栏

见习五（4） 新生儿感染性肺炎

【见习要求】 掌握新生儿感染性肺炎的临床表现、诊断及治疗。

【见习时数】 1学时。

【见习准备】 典型患儿一个或病历一份。

【见习过程】

1. 教师带领见习学生进新生儿病室见习新生儿感染性肺炎。

2. 教师讲授病史采集及体查要点。

3. 教师启发见习学生复习新生儿感染性肺炎的发病机制，讨论临床表现、诊断及治疗，并归纳总结。

【病史采集要点】

1. 现病史

（1）发病情况：起病时间及快慢。

（2）发病原因或诱因：孕母有无绒毛膜炎、泌尿生殖系感染，有无胎膜早破、羊水异味、产程延长、分娩时消毒不严，生后有无接触呼吸道感染患者。

（3）主要症状：有无气促、呻吟、发绀、呼吸困难、吐沫、发热或体温不升。

（4）伴随症状：有无黄疸、皮疹、抽搐。

（5）病情演变：有无进行性加重。

（6）诊疗情况：入院前诊断和治疗（具体用药）。

（7）一般情况：嗜睡、烦躁、少吃、不哭。

2. 个人史 生产史：胎次、产次，孕周（足月或早产），母孕期异常产科病史（分娩前母有无感染、胎膜早破、产程延长等），顺产或难产，有无窒息，Apgar 评分，出生时的复苏抢救措施，羊水有无腥臭，生产方式，出生体重。

【体查要点】

1. 体温、呼吸、脉搏、血压。

2. 皮肤有无出血点、瘀斑，有无黄染。

3. 肺 呼吸频率（加快或减慢），有无啰音。

4. 心脏 心率、心音有无低钝，心律。

5. 腹部 有无腹胀，肝、脾有无肿大。

6. 四肢 有无肢端凉、皮肤花纹。

【辅助检查报告单展示】 略。

【知识精要】

1. 临床表现

（1）症状：气促、呻吟、发绀、呼吸困难、吐沫、发热或体温不升。

（2）体征：吸气三凹征、肺部听诊可有呼吸音粗糙、减低或可闻及啰音；合并心衰时心率增快、心音低钝、肝脏肿大等。

（3）可合并呼吸衰竭、心功能衰竭、败血症、脑膜炎等并具有相应的表现。

2. 辅助检查

（1）非特异性检查

1）血常规、CRP、PCT、IL-6 可初步区分感染性质。

2）脐血 IgM＞200～300mg/L 或特异性 IgM 升高可诊断产前感染。

（2）病原学检查：①血培养、痰培炎、胃液培养；②痰及胃液涂片。

（3）X 线胸片

1）病毒性肺炎以间质改变、两肺膨胀过度、肺气肿为主。

2）细菌性肺炎示两肺弥漫性模糊影，密度不均匀。

3）金黄色葡萄球菌肺炎可出现脓胸、气胸及肺大疱。

3. 诊断依据

（1）具有一定临床表现。

（2）病原学检查明确病原菌。

（3）X 线胸片有相应改变。

（4）不同类型的新生儿感染性肺炎诊疗要点（表 5-2）。

表 5-2　新生儿感染性肺炎的诊疗要点

	产前	产时	产后
病因	羊水污染、血行	消毒不严	接触、血行、医源
病原体	G⁻菌、病毒	G⁻菌、厌氧菌	G⁺菌、病毒、支原体等
发病时间	较早（<3天）	较早（<3天）	较迟（>3天）
治疗	氨苄青、三代头孢、灭滴灵、青霉素类、大环内酯类、阿昔洛韦、更昔洛韦		

4. 鉴别诊断　略。

5. 治疗

（1）呼吸道管理：翻身、拍背、雾化、吸痰保持呼吸道通常。

（2）供氧：根据临床表现及血气分析选择供氧方式，如：鼻导管、面罩、CPAP、或呼吸机。

（3）抗病原体治疗：见表5-2。

（4）支持疗法：纠正循环障碍和水、电解质和酸碱代谢紊乱，输液应慢，输液60～100ml/（kg·d）；保证营养；免疫球蛋白免疫支持。

【复习思考题】

1. 简答题

（1）简述不同类型的新生儿感染性肺炎诊疗要点。

（2）新生儿感染性肺炎临床表现主要有哪些？

2. 病例分析 患儿，女，21天，因咳嗽3天伴气促、发绀5小时入院。体查：体温39.5℃，重病容，面色苍白，前囟平，颈软，心率190次/分，心音略钝，呼吸三凹征阳性，双肺呼吸音不对称，右肺呼吸音减低，双肺均可闻及中细湿啰音；腹胀、软，肝肋下4cm，脾肋下1.5cm，脐部干燥。血常规：WBC 33.0×10^9/L，中性粒细胞0.80；胸片示右侧脓气胸。

请问：最可能的诊断是什么？病原菌是什么？

笔记栏

见习六（1） 新生儿败血症

【见习要求】 掌握新生儿败血症的临床表现、诊断及治疗。

【见习时数】　2学时。

【见习准备】　典型患儿一个或病历一份。

【见习过程】

1. 教师带领见习学生进新生儿病室见习新生儿败血症。

2. 教师讲授病史采集及体查要点。

3. 教师启发见习学生复习新生儿败血症的发病机制，讨论临床表现、诊断及治疗，并归纳总结。

【病史采集要点】

1. 现病史

（1）发病情况：逐渐起病或急起？

（2）发病原因或诱因：有无胎膜早破、皮肤脓疱疹、脐炎、呼吸道、消化道感染。

（3）主要症状：有无发热或体温不升、嗜睡、少吃、不哭、皮肤黄染。

（4）伴随症状：有无发绀、气促，贫血或皮肤出血点、呕吐、腹胀。

（5）病情演变：有无进行性加重。

（6）诊疗情况：入院前诊断和治疗（具体用药）。

（7）一般情况：嗜睡、少吃、不哭、体重不增。

2. 个人史　生产史：胎次、产次，孕周（足月或早产），母孕期异常产科病史（分娩前母有无感染、胎膜早破、产程延长等），顺产或难产，有无窒息，Apgar评分，出生时的复苏抢救措施，羊水有无腥臭，生产方式，出生体重。

【体查要点】

1. 体温、脉搏、血压。

2. 皮肤有无出血点、瘀斑、脓疱疹，有无黄染。

3. 肺　呼吸频率（加快或减慢），有无啰音。

4. 心脏 心率、心音有无低钝，心律。

5. 腹部 有无腹胀，肝、脾有无肿大。

6. 四肢 有无肢端凉、皮肤花纹、硬肿。

【辅助检查报告单展示】 略。

【知识精要】

1. 临床表现

（1）缺乏典型表现，主要症状为少吃（或吸吮无力）、少哭（或哭声低微）、少动（或全身虚弱）、反应低下（或精神萎靡）、体温不升（或随外界温度波动）、体重不增或黄疸迅速加重等。

上述症状并非同时出现，亦非一定全部出现，所以对未成熟儿及初生数日内的新生儿有可疑感染病史者，仅有1～2个症状出现时即应引起重视。

（2）出现以下较特殊表现时，常提示有败血症的可能

1）黄疸：可为败血症的唯一表现。黄疸迅速加重或退而复现无法解释时，均应怀疑本症。

2）肝脾大：尤其是无法解释的肝大。

3）出血倾向：可有瘀点、瘀斑、甚至 DIC。

4）休克表现：面色苍白、皮肤出现大理石样花纹、脉细而速、肌张力低下、尿少、尿闭等。

5）其他：呕吐、腹胀、中毒性肠麻痹、呼吸窘迫或暂停、青紫。

6）可合并肺炎、脑膜炎、坏死性小肠结肠炎、化脓性关节炎或骨髓炎等。

2. 辅助检查

（1）非特异性检查

1）血常规：白细胞总数 $<5\times10^9$/L 或增多（≤3 天者 WBC $>25\times10^9$/L；>3 天者 WBC $>20\times10^9$/L）；血小板 $<100\times10^9$/L；白细胞杆状核细胞 ≥16% 中性粒细胞

总数。

2）CRP 升高，血沉增快。

3）PCT 及 IL-6 升高。

（2）病原学检查：①血培养、体液培养；②抗原检测：CIE、ELISA、PCR 等。

3. 诊断依据

（1）确诊依据

1）具有一定临床表现，血培养或无菌体腔内培养出致病菌。

2）具有一定临床表现，血培养为条件致病菌，必须与另份血培养或无菌体腔内或导管头培养出同种细菌。

（2）临床诊断依据

1）具有临床表现，加非特异检查≥2 项。

2）具有临床表现，血抗原或 DNA 检测（＋）。

4. 鉴别诊断 略。

5. 治疗

（1）抗生素治疗：使用原则是：①早用药：临床上怀疑即可用；②静脉、联合给药：病原菌未明确前，根据当地菌种流行病学特点选择两种抗生素联合使用；病原菌明确后，根据药敏选药；③疗程足：血培养（－），经抗生素治疗后病情好转时应继续治疗 5～7 天；血培养（＋），疗程至少需 10～14 天；有并发症者治疗 3 周以上；④注意药物毒副作用。

（2）免疫治疗：可直接补充新生儿血中的各种免疫因子及抗体，增强免疫功能，促进疾病恢复。方法包括换血疗法，粒细胞输注，以及免疫球蛋白治疗等。

（3）支持疗法：应保证热卡供应，及时纠正水、电解质和酸碱代谢紊乱。

（4）处理严重并发症：有循环障碍者应补充血容量

并用血管活性药物；纠正酸中毒和低氧血症；有脑水肿时应用脱水剂；清除感染灶。

【复习思考题】

1. 简答题

（1）新生儿败血症可合并哪些常见并发症？

（2）新生儿败血症抗生素使用原则有哪些？

2. 病例分析 患儿，女，10 天，因不吃不哭、无尿、不动 16 小时急送入院。体查：体温不升，重病容，面色苍黄，前囟平，颈软，心率 150 次/分，心音略钝，肺（－），腹胀，软，肝肋下 3cm，脾肋下 1.5cm，脐部有脓性分泌物。血常规：WBC 4.5×10⁹/L，中性粒细胞 0.69，淋巴细胞 0.30。

请问：最可能的诊断是什么？ 如何进一步明确诊断？如何治疗？

笔记栏

见习六（2） 新生儿坏死性小肠结肠炎（NEC）

【见习要求】 掌握新生儿坏死性小肠结肠炎的临床表现、诊断及治疗。

【见习时数】 1 学时。

【见习准备】

1. 典型患儿 1 个或病历 1 份。

2. 典型 X 线片 1 份。

【见习过程】

1. 教师带领见习学生进新生儿病室见习新生儿坏死性小肠结肠炎。

2. 教师讲授病史采集及体查要点。

3. 教师展示典型新生儿坏死性小肠结肠炎 X 线表现。

4. 教师启发见习学生复习生儿坏死性小肠结肠炎的发病机制，讨论临床表现、诊断及治疗，并归纳总结。

【病史采集要点】

1. 现病史

（1）发病情况：逐渐起病或急起？

（2）发病原因或诱因。

（3）主要症状：有无呕吐、腹胀、腹泻、便血、肠鸣音减弱。

（4）伴随症状：有无肠穿孔。

（5）病情演变。

（6）诊疗情况：入院前诊断和治疗（具体用药）。

（7）一般情况。

2. 个人史 生产史：胎次、产次，孕周（足月或早产），母孕期异常产科病史（胎膜早破、宫内窘迫），母有无糖尿病史，顺产或难产，有无窒息，Apgar 评分，出生时的复苏抢救措施，羊水有无异常，生产方式，出生体重。

【体查要点】

1. 腹部情况。

2. 全身情况。

3. 腹部 视、触、叩、听。

【辅助检查报告单展示】 略。

【知识精要】

1. 临床表现

（1）症状：平均发病时间为生后 12 天，极低出生体重儿可迟至 2 个月，足月儿一般在生后 1 周发病，起病年龄与胎龄呈负相关。早期的症状和体征为奶量减少、腹胀、胃潴留、呕吐和腹泻。开始排水样便、数日后变为血便，呕吐物也可为咖啡样物。

（2）体征：可见肠形、腹壁发红、肠鸣音减弱或消失。

（3）并发症：败血症、肠穿孔、气腹和腹膜炎等。

（4）伴随症状：最后发展为呼吸衰竭、休克、DIC 而死亡。

2. 辅助检查

（1）实验室检查

1）粪便隐血试验：75%阳性。

2）血培养：大多为大肠杆菌、克雷伯菌、绿脓杆菌多见。

3）血常规：白细胞常增高，分类左移，严重者白细胞、血小板均减低。

4）其他：腹腔穿刺液涂片、B 超等。

（2）X 线检查

1）是确诊 NEC 的重要手段。

2）肠壁囊样积气和门静脉积气是本病的特征表现。

3）肠袢固定提示肠道坏死。

4）气腹提示肠穿孔。

3. 诊断依据

（1）多见于早产儿。

（2）临床表现：奶量减少、腹胀、胃潴留、呕吐和腹泻。体查可见肠形、腹壁发红、肠鸣音减弱或消失。

（3）腹片：肠壁囊样积气和门静脉积气；肠袢固定；气腹。

4. 鉴别诊断

（1）中毒性肠麻痹：当原发病为腹泻或败血症时，甚易把 NEC 误诊为中毒性肠麻痹。但中毒性肠麻痹无便血，X 线片上无肠壁间积气等。

（2）机械性小肠梗阻：X 线腹片上，液面的跨度较大，肠壁较薄，无肠间隙增宽、模糊，无肠壁积气，再结合临床则易区别。

（3）先天性巨结肠：早期 NEC 表现为小肠大肠普遍胀气时应与先天性巨结肠鉴别。后者以腹胀、排便困难为主，无血便。X 线动态观察腹部变化无肠壁积气征，结合临床较易鉴别。

（4）胎粪性腹膜炎：个别病例的腹部 X 线平片偶可见散在小囊泡样肠壁积气影，但可有典型的异常钙化影，再结合临床不难鉴别。

5. 治疗

（1）禁食

1）绝对禁食，Ⅰ期 72 小时，Ⅱ期 7～10 天，Ⅲ期 14 天或更长。

2）禁食期间常规胃肠减压。

3）待临床情况好转，腹胀消失、肠鸣音恢复、粪便隐血阴性和腹部平片恢复正常是试行进食的指征。

（2）抗感染

1）一般可用氨苄青霉素、氧哌嗪青霉素、或第 3 代头孢菌素

2）如为厌氧菌，首选甲硝唑，疗程 7～14 天，重症

14 天或更长。

（3）支持疗法和对症处理

1）维持水电解质和酸碱平衡。

2）静脉营养保持能量供给。

3）可输注浓缩红细胞和胶体溶液以支持有效循环量。

4）应用多巴胺及/或多巴酚丁胺维持血压和改善胃肠道的灌流。

5）有缺氧者应供氧和呼吸支持，必要时机械通气。

（4）外科治疗：气腹或腹膜炎是外科手术的绝对指征。但在小早产儿中肠坏死的诊断十分困难，当有以下情况时，应请外科医师会诊：

1）内科积极治疗无效，病情继续恶化。

2）腹部 X 线有门静脉积气。

3）腹块、腹壁红肿或固定的肠袢。

【复习思考题】

1. 简答题

（1）试述新生儿坏死性小肠结肠炎的病因和发病机制。

（2）如何防治新生儿坏死性小肠结肠炎？

2. 病例分析　患儿，男，5 天，W1.2kg，孕 30 周经产道顺产，Apgar 评分 1 分钟 7 分，5 分钟 9 分。生后开奶后喂养不耐受，有腹胀，血便。体查：甚至清楚，反应差。肤色苍灰。心肺未见异常。腹胀，腹壁静脉明显，肠鸣音减弱。

可能的诊断是什么？如何进一步明确诊断？如何治疗？

见习六（3） 新生儿寒冷损伤综合征

【见习要求】

1. 了解新生儿寒冷损伤综合征发生的有关因素。

2. 了解新生儿寒冷损伤综合征的发病机制。

3. 熟悉新生儿寒冷损伤综合征的临床特征，诊断依据及鉴别要点。

4. 熟悉新生儿寒冷损伤综合征的防治方法。

【见习时数】 1 学时。

【见习准备】 典型患儿一个或病历一份。

【见习过程】

1. 教师带领见习学生进新生儿病室见习新生儿寒冷损伤综合征。

2. 教师启发见习学生复习新生儿寒冷损伤综合征的发病机制，讨论临床特征、诊断依据及防治方法。

3. 教师作暖箱示教。

【病史采集要点】

1. 现病史

（1）发病情况：急或缓。

（2）发病原因或诱因：寒冷季节，保温不当；进食不足；有窒息缺氧或感染史；早产儿。

（3）主要症状：有无体温不升、少吃、少哭或不哭、反应低下、硬肿等表现。

（4）伴随症状：有无尿少、黄疸、出血、发绀、面色苍白等多器官功能损害等表现。

（5）病情演变：有无硬肿范围扩大、病情进行性加重。

（6）诊疗情况：入院前诊断治疗（具体用药）。

（7）一般情况。

2. 个人史

（1）生产史：胎次、产次，孕周（足月或早产），顺产或难产，有无窒息，Apgar 评分，出生时的治疗，生产方式，出生体重。

（2）喂养史：开奶时间，喂养方式，奶量，有无喂养不足。

【辅助检查报告单展示】 略。

【知识精要】

1. 临床表现 包括三大主征，即体温不升、硬肿和多系统功能损害。

（1）体温不升：体温过低是主要表现，全身或肢端凉、体温常在35℃以下，严重者可在30℃以下。产热良好者腋温＞肛温，（腋-肛温差为正），大多病程短，硬肿面积小，属于轻型。产热衰竭者，腋温＜肛温，（腋-肛温差为负值），多为病程长，硬肿面积大，伴有多脏器功能衰竭，属于重型。

（2）皮肤硬肿：包括皮脂硬化和水肿两种情况。特点：皮肤硬肿，紧贴皮下组织，不能移动，严重时肢体僵硬，不能活动，触之如硬橡皮样。皮肤呈暗红色或青紫色，可伴水肿，指压呈凹陷性。硬肿常为对称性，硬肿发生顺序是：小腿→大腿外侧→整个下肢→臀部→面颊。

（3）多器官功能损害：轻者，器官功能低下。表现为不吃、不哭、反应低下、心率慢或心电图及血生化异常；重者多器官功能衰竭，可发生休克、心力衰竭、DIC、肾功能衰竭及肺出血等。

1）循环衰竭：重症常伴有明显微循环障碍，如面色苍白，发绀、四肢凉、皮肤呈花纹状、毛细血管再充盈时间延长、心率先快后慢、心音低钝及心律不齐。重症出现心衰、心肌损害及心源性休克。

2）急性肾功能衰竭：有尿少、甚至无尿等。

3）肺出血：是重症病例极期表现。特征包括：①呼吸困难和发绀突然加重、给氧后症状不缓解；②肺内湿啰音迅速增加；③泡沫性鲜血由口鼻涌出或气管插管内吸出血性液体；④血气分析显示 PaO_2 下降、$PaCO_2$ 增加。

4）DIC：表现自发性出血，或注射针孔渗血不止，可伴休克和溶血表现等。

（4）其他：可致高胆红素血症并促成胆红素脑病；代谢紊乱如低血糖、低血钙及代谢性酸中毒等。

2. 辅助检查 血常规、动脉血气、电解质、血糖、肾功能、DIC 筛查试验等。

3. 诊断依据

（1）病史

1）发生于寒冷季节，环境温度过低或保温不当。

2）常合并严重感染。

3）早产儿或足月小样儿多见。

4）窒息、产伤所致，摄入或能量供给不足。

（2）临床表现：体温不升，皮肤硬肿，多器官功能损害。

4. 鉴别诊断

（1）新生儿水肿：常见于：①局限性水肿：常发生于女婴会阴部，可自愈；②早产儿水肿：下肢常见凹陷性水肿，有时延及手背、眼睑、或头皮，大多自行消退；③新生儿 Rh 溶血病或先天性肾病：水肿严重，有各自特点。

（2）新生儿皮下坏疽：常由金黄色葡萄球菌感染所致，多见于寒冷季节，有难产或产钳分娩史。常发生于身体受压部位，局部皮肤变硬、发红，边界不清并迅速蔓延，中央初硬后软，先呈暗红后变黑，可有出血和溃疡形成，亦可融合成大片坏疽。

5. 治疗 治疗原则应包括正确复温、合理供应热卡、早期预防和纠正脏器功能衰竭和积极消除病因。

（1）复温

1）复温方法：①轻～中度患儿，体温>30℃产热良好（腋-肛温差为正值），立即放入适中环境温度，减少失热，升高体温；可将患儿置入中性温度暖箱内，在6～12小时内恢复正常体温；②重症患儿，体温<30℃或产热衰竭（腋-肛温差为负值），先以高于患儿体温 1～2℃的暖箱开始复温，每小时提高箱温 0.5～1℃（箱温不超过 34℃），于 12～24 小时内恢复正常体温。亦可酌情采用远红外线辐射台或恒温水浴法复温。

2）复温时的监护：包括血压、心率、呼吸等，定时检测肛温、腋温、腹壁皮肤温度及环境温度（室温和暖箱温度），准确记录摄入或输入热量、液量及尿量。

（2）热量及液体供给：补足热量及液体才能保证复温成功并维持正常体温。热量开始每日 210 kJ/kg（50 kcal/kg），并迅速增 418～502 kJ/kg（100～120kcal/kg）。如热量不足也可根据需要，予静脉营养。每日液体入量可按 1ml/kcal 给予，重症伴有尿少，无尿或明显心肾功能损害者，应严格限制输液速度和液量。

（3）器官功能紊乱的治疗：相应治疗。

（4）控制感染：根据血培养和药敏应用抗生素。

【复习思考题】

1. 简答题

（1）新生儿寒冷损伤综合征的临床表现是什么？如何分度？

（2）新生儿寒冷损伤综合征如何治疗？

2. 病例分析 患儿，女，3天，因少吃、少动2天入院。G1P1，孕35周，阴道分娩，出生体重2.1kg。出生时Apgar 1分钟评分3分，抢救10分钟始哭。生后1天方开奶，吃奶少，每次仅1～2ml，共喂奶3～4次，且有吐奶。未在外院治疗。

体查： T35.1℃，早产儿貌，反应差，意识迟钝，刺激哭声低，全身皮肤轻至中度黄染，前囟平，双肺（－），心音低钝，腹稍胀，肠鸣音弱，双下肢、臀部、颜面可扪及皮肤发硬、水肿。拥抱反射（－）。

（1）可能的诊断是什么？如何进一步明确诊断？

（2）如何治疗？

笔
记
栏

见习七　液体疗法

【目的要求】

1. 熟悉小儿水电解质平衡的特点。

2. 熟悉小儿液体疗法中常用液体的组成及应用。

3. 掌握小儿液体疗法的计算方式。

【地点】　儿科病房或门诊，儿科示教室。

【学时数】　4 小时。

【教具】　输液用常用液体：生理盐水、2∶1 等张含钠液，3∶2∶1 液（1/2 张含钠液），4∶3∶2 液（2/3张含钠液），2∶6∶1 液（1/3 张含钠液），生理维持液，1.4%、5%碳酸氢钠液、5%或 10%葡萄糖液。

【内容及方法】

1. 教师介绍不同年龄的体液总量及分布，说明液体疗法对小儿治疗的重要性。

2. 教师示范液体疗法的计算方法，说明液体疗法中的注意事项。

3. 学生练习液体疗法的计算和开处方。

【病史采集要点】

1. 现病史

（1）发病情况：见腹泻病章节。

（2）发病原因或诱因：见腹泻病章节。

（3）主要症状：见腹泻病章节。

（4）伴随症状：见腹泻病章节。

（5）病情演变：尿量及最近一次排尿时间，余见腹泻病章节。

（6）诊疗情况：见腹泻病章节。

（7）一般情况：精神、饮食、大小便、睡眠。

2. 其他相关病史

（1）有无药物食物过敏史。

（2）既往史：既往有无经常患腹泻。

（3）个人史：出生时情况？出生后发育喂养情况？

【体查要点】　全身检查见腹泻病章节。

【辅助检查报告单展示】　电解质报告单：有不同程度的低钾、低钠或高钠及二氧化碳结合力下降。

【知识精要】

1. 小儿体液平衡的特点

（1）不同年龄体液的含量与分布（表7-1）：年龄越小，体液的含量越多，多的是间质液。

表 7-1　不同年龄的体液分布（占体重的%）

	新生儿	1 岁	2～14 岁	成人
体液总量	78	70	65	55～60
细胞内液	35	40	40	40～45
细胞外液	43	30	25	15～20
间质液	37	25	20	10～15
血浆	6	5	5	5

（2）小儿体液的成分

1）细胞外液：阳离子以钠离子为主占80%，阴离子以氯离子、碳酸氢根离子为主，其中钠：氯为3：2。

2）初生儿头 10 天血钾和氯离子稍高，可有代偿性代酸，其余电解质同成人。

（3）渗透压为280～320mmol/L。<280mmol/L 为低渗，>320mmol/L 为高渗。

血浆渗透压经常根据血钠浓度来计算：

血浆渗透压=（[Na$^+$]+10）×2。

正常血钠浓度为 130～150mmol/L 。

（4）小儿每日水的交换量为细胞外液量的 1/2。成人每日水的交换量为细胞外液量的 1/7。

2. 水与电解质、酸碱平衡失调

（1）脱水：指水分摄入不足或丢失过多所引起的体液总量尤其是细胞外液的减少。

1）脱水程度分为轻、中、重（表 7-2）。

表 7-2　脱水程度的判断（本表适用于等渗及低渗性失水）

程度	失水量（占体重%）	症状			体征		
		精神	尿量	眼眶囟门	唇黏膜	皮肤弹性	循环情况
轻	50ml/kg（5%）	稍差	稍少	稍凹	稍干燥	尚可	正常
中	50%～100ml/kg（5%～10%）	烦躁萎靡	明显减少	明显凹陷	干燥	较差	四肢稍凉
重	100%～120ml/kg（10%～12%）	极差	极少或无	深凹	极干燥	极差	四肢厥冷、脉细速皮肤花纹

2）脱水性质分外分为等渗、低渗、高渗（表 7-3）。

表 7-3　脱水性质的判断

类型	失钠程度	血钠（mmol/L）	主要受累部位	病理生理与临床特点
等渗	失钠≈失水	130～150	细胞外为主	（1）一般失水症状与体征（2）口渴，尿少，皮肤弹性差、重者休克（3）尿比重正常

续表

类型	失钠程度	血钠（mmol/L）	主要受累部位	病理生理与临床特点
低渗	失钠＞失水	＜130	细胞外	（1）易循环受累 （2）ADH↓、醛固酮↑、肾排钠↓ （3）口渴不明显，早期尿量不减少，尿比重↓ （4）严重者脑细胞水肿
高渗	失钠＜失水	＞150	细胞内	（1）神经症状明显 （2）ADH↓醛固酮↑ （3）口渴明显（细胞内失水的标志） （4）尿少，尿比重增加

（2）钾的代谢异常：正常血钾为 3.5～5.5mmol/L。

1）低钾血症指血钾＜3.5mmol/L

A. 原因：①钾的摄入不足；②钾的丢失过多（如呕吐、腹泻）；③钾的排泄过多；④钾的分布异常；⑤各种原因的碱中毒。

B. 表现：神经肌肉的兴奋性降低，肌肉无力，重者出现呼吸肌麻痹，麻痹性肠梗阻，膝反射减弱，肠鸣音消失。

心血管：心肌兴奋性增高、自律性增高、传导性下降、收缩性增高，出现心律失常，心音低钝，心电图 T 波低宽、U 波出现、Q-T 间期延长、ST 段下降。

肾损害：肾浓缩功能下降，多尿，重者有碱中毒症状。

C. 治疗：口服补钾效果缓慢，但安全。静脉补钾应注意"四不宜"，即静脉补钾原则。①不宜过早，见尿补钾；②不宜过量，每日 3～4mmol/kg（或 0.2～0.3g/kg）；③不宜过浓，浓度＜0.3%；④不宜过速，每日静滴钾的时间不小于 6～8 小时，因细胞内缺钾纠正较慢，一般补钾时间为 4～6 天。

2）高钾血症指血钾＞5.5mmol/L

A. 原因：①钾的摄入或输入过多（如输库存血）；

②产钾过多（如溶血、烧伤、休克）；③钾的排泄障碍（如肾衰）；④钾的分布异常（如酸中毒）。

B. 表现：神经肌肉的兴奋性降低，肌肉无力，精神萎靡，嗜睡，手足感觉异常，膝反射减弱或消失，重出现者尿潴留、迟缓性瘫痪、呼吸肌麻痹。

心血管：心肌兴奋性增高、重者下降、自律性下降、传导性下降、收缩性下降，出现心律失常、心率减慢而不规律、可出现室早或室颤，心电图 T 波高耸、P 波消失或 QRS 波增宽、室颤及心脏停搏。

C. 治疗：终止任何途径补钾。

促钾向细胞内转移，用 5%碳酸氢钠 $1\sim3$mmol/kg 或葡萄糖加胰岛素（每公斤体重用 $0.5\sim1$ 单位胰岛素）静滴（每 3 克葡萄糖加 1 单位胰岛素）。

降低血钾浓度：阳离子交换树脂进行交换钾，沙丁胺醇 5μg/kg，15 分钟静脉应用或 $2.5\sim5$mg 雾化吸入能维持 $2\sim4$ 小时。

钙拮抗剂：10%葡萄糖酸钙 0.5ml/kg 稀释 3 倍后静滴，可对抗高钾对心脏的毒性作用，但应注意心电监测。

上述方法不满意者或血钾过高（>6.5mmol/L）有心电图明显改变者应考虑血液或腹膜透析。

（3）代谢性酸中毒是酸碱紊乱中最常见的一种

A. 原因：①产酸过多（如发热，饥饿）；②丢碱过多（如肠瘘，腹泻）；③排酸障碍（如肾衰，休克）；④摄入碱性物质过多。

B. 表现：精神萎靡，嗜睡，呼吸深快，有酮味，唇呈樱桃红，血气分析可协作诊断。

C. 治疗：积极治疗原发病。

补碱：5%碳酸氢钠 1ml=0.6mmol，故所需 5%碳酸氢钠量（ml）=（-BE）×0.5×体重（kg），先给计算量的一半，并稀释为 1.4%浓度输入。

3. 液体疗法的常用溶液

（1）非电解质溶液：5%的葡萄糖溶液为等渗液，渗透压为 278mmol/L，因输入体内后即被氧化成 CO_2 和 H_2O 或转化为糖原储存肝内，称为无张液，还有 10%的葡萄糖溶

（2）电解质溶液

1）生理盐水即 0.9%NaCl：为等渗液，其中 Na：Cl 为 1：1，而血液中 Na：Cl 为 3：2，大量输入可致高氯血症。

2）3%NaCl 主要用于低钠血症，3%NaCl 6ml/kg 可提高血清钠 5mmol/L。

3）10%KCl 主要用于低钾血症，不可静推，需稀释成 0.2%KCl 静滴。

4）5%$NaHCO_2$ 为高渗液，需稀释成 1.4%$NaHCO_2$（即等渗液）静，5%$NaHCO_2$1ml/kg 可提高血清二氧化碳结合力（即碳酸氢根离子）1mmol/L。

5）11.2%乳酸钠为高渗液，需稀释成 1.87%乳酸钠（即等渗液）静滴，它需有氧情况下在肝脏内代谢产生碳酸氢根离子而纠酸，故新生儿、肝功能不全者、缺氧及潴留性酸中毒者不能用。

（3）常用混合溶液（表 7-4）

表 7-4 小儿常用混合液的组成

混合液	NS	1.4%$NaHCO_3$	10%Glucose
2：1 等张含钠液	2	1	
3：2：1 液（1/2 张含钠液）	2	1	3
4：3：2 液（2/3 张含钠液）	4	2	3
2：6：1 液（1/3 张含钠液）	2	1	6
生理维持液	1		4

注：表中数字系混合液中各组成成分的液量的比例

口服补盐液（ORS 液）WHO 推荐使用，其组成为

氯化钠	2.6g
枸橼酸钠	2.9g
氯化钾	1.5g
葡萄糖	13.5g

加水至 1000ml，总渗透压为 245mOsm/L，适用于轻、中度脱水且无明显腹胀与呕吐患儿。

4. 液体疗法

（1）目的

1）补充各种原因所丢失的水、电解质和酸碱。

2）供能。

3）给药。

（2）补液原则：先盐后糖、先快后慢、先浓后淡、见尿补钾、见惊补钙、宁少勿多。

（3）补液途径

1）口服：ORS 液，适用于轻、中度脱水且无明显腹胀与呕吐患儿。

2）静脉补液：适用于轻、中度脱水且有明显腹胀与呕吐患儿或重度脱水患儿。

（4）补液量：根据脱水程度确定（表 7-5）。

表 7-5 各度脱水第一天补液总量[ml/（kg·d）]

	轻度	中度	重度
累积损失量	50	50～100	100～120
	补累积量一般		
	按上述2/3给予		
继续损失量	10～40	10～40	10～40
生理需要量	70～90	70～90	70～90
总量*	90～120	120～150	150～180

*学龄前期减少 1/4，学龄期减少 1/3

1）补液成分：根据脱水性质确定（表7-6，表7-7）。

表 7-6 不同类型脱水补累积损失量液体种类的选择

脱水性质	张力	液体种类
等渗性脱水	1/2 张含钠液	3：2：1 溶液
低渗性脱水	2/3 张含钠液	4：3：2 溶液
高渗性脱水	1/3 张含钠液	6：2：1 溶液

表 7-7 婴幼儿腹泻静脉补液步骤

项目阶段	补累积损失阶段	维持补液阶段	
	扩容	补累积损失量	
定量	20ml/kg	第一日总量的一半减去扩容量	总量的一半
定性	2：1或1.4% NaHCO₃	根据脱水性质定	1/3～1/4 张
定速	30～60分钟	前7.5～8小时，8～10ml/（kg·h）轻度脱水者前12小时5ml/（kg·h）	后12～16 小时4～5ml/（kg·h）

注：1. 此表系第一日的补液方案表；2. 扩容只用于重度脱水者或伴有明显周围循环障碍者；3. 输液中应酌情补钾、钙和镁

2）补液速度：主要取决于脱水程度和继续丢失的量与速度（表7-7）。

3）快速扩容针对重度脱水有明显周围循环衰竭者：20ml/kg，极量不超过300ml，选用2：1等张含钠液。

（5）补液有效的标准。

1）脱水症状体征消失。

2）精神好转。

3）尿量正常。

4）呼吸、血压、脉搏正常。

（6）几种特殊情况补液

1）营养不良儿伴腹泻补液：①总量减少 1/4～1/3 量；②张力应偏高：一般用 2/3 张液，因营养不良儿本身处于低渗状态；③速度宜慢，因营养不良儿心肌营养不良，易心衰；④较早补钾补钙；⑤及时补蛋白质，以免水肿。

2）肺炎伴腹泻补液：①总量减少 1/3 量，以免心衰；②张力偏高；③速度宜慢。

3）新生儿补液：①量<3 天、40～70ml/（kg·d），4～7 天、70～100ml/（kg·d），7 天以上 120～150ml/（kg·d）；②张力 1/5～1/4；③纠酸只用碳酸氢钠；④有异常丢失，如呕吐、腹泻、照蓝光需另外加量。

【复习思考题】

1. 简答题 试为一个 8 个月患急性重型婴儿腹泻、重度低渗性失水、重度代谢性酸中毒、低钾血症的小儿制定一个 24 小时的输液方案。

2. 病案分析 1 岁患儿，因呕吐 3 天，加重 1 天，急症入院。患儿起病后每日泻 10～20 次，黄色水样稀便，量多，无脓血，呕吐频繁，进食即呕，以致无法进食。入院当天发热，口渴、10 个多小时未解小便，精神差。体查：一般情况较差，体温 38℃，呼吸深，44 次/分，脉细弱，132 次/分，倦怠思睡状，四肢较凉，面色苍白，皮肤弹性差，前囟及眼眶下陷，口舌黏膜干燥、颈软、两肺未闻啰音，心音较低钝，腹较软，肝脾未及，膝反射迟钝，无病理反射特征，血钠测定 140mmol/L。请写出该患儿的诊断，诊断依据，并制定一个 24 小时液体疗法方案。

笔记栏

见习八（1）　腹　泻　病

【目的要求】

1. 熟悉本病的临床表现、诊断与鉴别诊断。

2. 掌握本病的病因及液体疗法对本病的应用价值。

3. 了解本病的发病机制及预防措施。

【地点】　儿科病房或门诊，儿科示教室。

【学时】　2 学时。

【教具】　不同病因所致腹泻的病例，发病机制图表、相关 PPT。

【见习内容及方法】

1. 先由患儿家长讲述病史；询问要点。

（1）有无发病诱因（如喂养不当、护理不周及（或）肠道外感染史）。

（2）腹泻每 24 小时次数，每次量、性状及气味。伴随症状，如发热、呕吐以及食欲精神状况，尿量有否改变。

2. 看不同病因腹泻的大便性状、颜色。

3. 体格检查注意

（1）精神、神智、血压、有无呼吸深促。前囟、眼眶有无凹陷，唇色、皮肤弹性、四肢温度、脉搏。

（2）有无电解质紊乱症状，如心音低钝、腹胀、肌张力减退、膝反射减弱或消失。

4. 实验室资料 大便常规及培养结果分析，二氧化碳结合力、血清电解质、血气分析等。

5. 学生根据收集的临床资料，判断患儿腹泻的病因及分型，水、电解质紊乱的程度。

6. 由教师启发提问讨论发病机制并小结。

【知识精要】

1. 概述 腹泻病（infantile diarrhea）是由不同病因引起的一组消化道综合征，2 岁以下婴幼儿多见。重者引起脱水、电解质紊乱，甚至死亡。病因可分成感染性（包括霍乱、痢疾和其他感染）和非感染性（包括食饵性、症状性、过敏性和其他原因）腹泻。

2. 诊断

（1）临床表现

1）病情分型

轻型：精神尚好，大便每日 10 次，稀薄、量不多，偶有呕吐，脱水不明显。

中型：腹泻或伴呕吐，中度以下脱水，伴轻度中毒症状。

重型：重度脱水或有明显中毒症状。

2）脱水：脱水分轻、中、重三度（表 8-1）。按失水、失钠的比例分等渗、高渗和低渗性脱水（表 8-2）。

表 8-1　不同程度脱水的特点

程度	脱水占体重%	口干	眼眶凹陷	前囟凹陷	眼泪	尿	皮肤弹性
轻	<5	稍干	稍有	稍凹	有	有	好
中	5～10	较明显	较明显	明显	少	少	较差
重	>10	明显	明显	明显	无	无	极差

表 8-2 不同性质脱水的特点

类型	血清钠（mmol/L）	影响部位	主要症状
等渗性脱水	130～150	细胞内外均等	重者循环障碍
高渗性脱水	>150	细胞内	神经症状
低渗性脱水	<130	细胞外	循环障碍

3）酸中毒：精神萎靡，唇周灰暗，唇桃红色，呼吸增快或深长。

4）低血钾：表现肌张力减低，心音低钝，肠鸣音减少或消失，腹饱胀，膝反射迟钝或消失，心电图见 U 波。

5）病程分类：2 周内为急性，2 周～2 个月为迁延性，2 个月以上为慢性。

6）不同病原的腹泻特点

致病性大肠杆菌性肠炎：好发于 5～8 月，起病轻，渐发展为重型。大便腥臭、蛋花汤样，有黏液。镜检有脂肪滴、黏液和少量白细胞。

轮状病毒肠炎：起病急，多伴有上呼吸道感染症状，大便蛋花汤样，少量黏液。镜检见少量白细胞。病程 5～7 日。

真菌性肠炎：多见于营养不良或长期应用广谱抗生素者，多伴鹅口疮，大便多泡沫，可呈豆腐渣样，伴黏液，镜检见真菌孢子和菌丝。

（2）辅助检查

1）大便常规：镜检可见脂肪滴或红、白细胞。

2）病原学检查：有条件者可作大便细菌培养和病毒学检查。

3）血生化：包括血清钠、钾、氯和二氧化碳结合力等。

3. 治疗

（1）饮食：轻症母乳喂养者继续喂母乳；人工喂养者，6 个月以下喂 1/2～1/3 稀释牛奶，按病情 2～3 日后逐渐恢复正常喂养；6 个月以上继续习惯饮食，需捣碎、煮烂，从少量开始。严重呕吐者应禁食 4～6 小时，后开始小量喂养，3～5 天内恢复至正常喂养，病毒感染者可调整饮食为低乳糖配方奶喂养。

（2）液体治疗：无脱水者 4 小时内给予口服补液盐、米汤或糖盐水 20～40ml/kg，以后随时口服预防脱水；轻、中度脱水给口服补液盐，纠正脱水；重度脱水予静脉补液。目前习惯方案为：无呕吐、轻度脱水，予口服补液；吐泻严重、腹胀，中度以上脱水予静脉补液。（具体见液体疗法）

1）第一日补液

补液量和方法：依据脱水程度和性质进行补充。总补液量轻度脱水 90～120ml/kg，中度 120～150ml/kg，重度 150～180ml/kg。1/2 总量 8～12 小时内输入，每小时 8～10ml/kg，纠正累积损失量。等渗、低渗和高渗性脱水分别用 1/2、2/3 和 1/3 张含钠液，判断困难时先用 1/2 张含钠液。明显周围循环障碍者用 2∶1 等张含钠液 20ml/kg 于 30～60min 内快速静滴或缓慢推注以扩容，液量包括以上 1/2 总量，余下 1/2 总量为补充生理需要和继续损失量，于 12～16 小时内输入，约每小时 5ml/kg。如能口服应改口服补液。

纠正酸中毒：重症酸中毒应另用碱性溶液纠正，5% 碳酸氢钠 5ml/kg 可提高 CO_2 结合力 5mmol/L。

补钾：见尿补钾，按缺钾的不同程度给 10% 氯化钾，氯化钾静滴浓度应＜0.3%，在 8 小时以上滴完，每日 200～400mg/kg。

2）第二日以后补液：主要补生理需要量（每日 60～80ml/kg）和继续损失量（约每日 30ml/kg），用 1/2～1/3 张含钠液，另外应继续补钾和保持热量。

有缺钙者，应于酸中毒纠正后及时补钙。

（3）药物治疗

1）感染性腹泻：针对病原进行治疗。如细菌感染可选用抗菌药物口服，不能口服者可静滴。常用口服抗菌药如庆大霉素、呋喃唑酮，年长儿必要时可用诺氟沙星。病毒感染可用利巴韦林；真菌感染应及时停用广谱抗生素，服制霉菌素。

2）非感染性腹泻：如食饵性腹泻、乳糖不耐受，应避免奶类。症状性腹泻治疗疗原发病。

微生态治疗，恢复肠道菌群生态平衡。

4. 肠黏膜保护剂 蒙脱石散1/2～1包，每日2～3次。

5. 抗分泌治疗 消旋卡多曲。

6. 避免使用止泻剂

7. 补锌治疗 6个月以下补锌元素10mg/d，6个月以上补20mg/d，连续10～14天。

8. 其他 营养不良或腹泻日久，主要是查明病因，针对病因治疗及支持治疗，如应补充维生素A、维生素B、维生素C、维生素D和少量多次输血或血浆等。

【复习思考题】

1. 婴幼儿腹泻轻型与重型如何区别?

2. 婴儿腹泻常见病因有哪些? 如何根据其临床特点判断可能的病因?

3. 如何根据临床资料判断婴儿腹泻患儿水电解质紊乱的性质及程度?

笔记栏

见习八（2）　婴儿肝炎综合征

【目的要求】

1. 熟悉本病的病因、临床表现。

2. 掌握本病的诊断及治疗。

3. 了解本病的发病机制。

【地点】　儿科病房或门诊，儿科示教室。

【学时】　1 学时。

【教具】　相关 PPT。

【见习内容及方法】

1. 先由患儿家长讲述病史；询问要点。

（1）有无发病诱因：如母孕期有无感染、用药等。

（2）伴随症状，如发热、呕吐、腹胀、喂养及食欲精神状况，大便颜色有否改变。

（3）家族史：如肝病史、遗传病史。

2. 体格检查注意

（1）精神状况、巩膜及皮肤颜色等。

（2）阳性体征：如肝脾大、体表畸形、视网膜病变、心脏杂音等。

3. 实验室资料　血常规及培养结果分析，肝功能、血清电解质、血气分析、甲状腺功能、TORCH、影像学检查等。

4. 学生根据收集的临床资料，判断患儿的可能病因及治疗。

5. 由教师启发提问讨论发病机制并小结。

【知识精要】　婴儿肝炎综合征（infantile hepatitis syndrome）是一组由多种病因引起的包括黄疸、肝大、肝功能损害在内的临床综合征。病因复杂，包括宫内和围生期感染、先天性遗传代谢病、肝内胆管发育异常等，由环境、遗传等因素单独或共同引发病变。部分病例原因不明。有时与胆管闭锁很难鉴别。

【诊断】

1. 临床表现

（1）起病缓慢隐匿，主要表现为黄疸，其他症状如呕吐、厌食、腹泻、发热、精神差、体重不增等；大便颜色黄白交替，尿色深黄，重症可发展到肝昏迷或发生大出血、脓毒血症等并发症而死亡。

（2）体检：巩膜黄染，皮肤常暗黄，肝大或脾大。

2. 辅助检查

（1）血生化：结合与未结合胆红素均升高，以前者为主；丙氨酸转氨酶升高或正常；碱性磷酸酶及 γ-谷氨酰转肽酶不同程度升高。

（2）甲胎球蛋白测定：甲胎球蛋白阳性，可持续增高，提示肝细胞有破坏，随病情好转而下降。若甲胎蛋白下降而临床症状不缓解，示病情严重。

（3）血清病原学检查：包括凝集反应、补体结合试验、免疫荧光和免疫酶联测定。

（4）病毒（巨细胞病毒等）分离及弓形虫检测：TORCH 检查、聚合酶链反应（PCR）DNA 杂交等方法。

（5）脑干听觉诱发电位（BAEP）与闪光视觉诱发电位（FVEP）测定、评估听力及视力损伤程度。

（6）为鉴别肠道闭锁，可通过 B 超、核素测定、核素胆道扫描、胆道造影、肝活检等检查。

（7）其他：α 抗胰蛋白酶缺乏、半乳糖血症、遗传性果糖不耐受、囊性纤维变性等遗传代谢缺陷所致黄疸，作相应检查，进行鉴别诊断。还有甲状腺功能检查等。

【治疗】

1. 利胆退黄 苯巴比妥口服，改善与提高酶活力、促进胆汁排泄；中药茵陈三黄汤（包括茵陈、三栀、大黄等）。

2. 保肝 酌情选用一些酶类制剂，如辅酶 A、三磷酸腺苷（ATP）等以及维生素 B_{12}、维生素 C、水飞蓟素（益肝灵）、葡醛内酯（肝泰乐）、胆酸钠、维生素 K 等。

3. 降低转氨酶活力的药物如联苯双酯等。

4. 病因治疗 选择抗病毒药物，如干扰素及其诱导剂阿昔洛韦（无环鸟苷），其衍生物二羟丙氧鸟嘌呤、利巴韦林（三氮唑核苷）等以及转移因子、胸腺多肽、左旋咪唑等免疫增强剂。

5. 其他处理 补充适量维生素 A、维生素 D、维生素 K、维生素 E 肌注保证适当的营养，供应一定量的糖类、生理需要量的食物蛋白质，勿食用高蛋白质及高脂肪饮食。必要时给予肠道外营养，补充支链氨基酸及必需脂肪酸。

6. 胆汁分流术及肝移植。

见习八（3） 过敏性紫癜

【目的要求】

1. 掌握本病的临床表现、诊断。

2. 了解本病的病因及发病机制。

3. 熟悉本病的鉴别诊断及预防措施。

【地点】　儿科病房或门诊，儿科示教室。

【学时】　1 学时。

【教具】　相关 PPT。

【见习内容及方法】

1. 先由患儿家长讲述病史；询问要点。

（1）有无发病诱因，如喂养不当、服用药物、接种及（或）感染史等。

（2）伴随症状，如发热、呕吐、腹痛、关节肿痛以及食欲精神状况，大便有否改变。

2. 观看皮疹的分布、形态及颜色。

3. 体格检查注意

（1）精神、神智、血压。皮疹的分布、形态及颜色。

（2）有无腹痛、关节肿痛、腹胀。

4. 实验室资料　大、小便常规，血常规，免疫指标、血沉、类风湿因子，腹部 B 超、胃镜等检查。

5. 学生根据收集的临床资料，判断患儿可能的病因及临床分型。

6. 由教师启发提问讨论发病机制并小结。

【知识精要】　过敏性紫癜是以小血管炎为主要病变的系统性血管炎。临床表现以血小板不减少性紫癜为特征，并常伴有关节症状、胃肠道症状和肾损害等。多发生于 2～8 岁儿童。

【诊断】

1. 临床表现

（1）病史：部分患儿病前常有 1～3 周有上呼吸道感染史，特殊食物史（蛋、鱼、乳类等）和药物史（阿司匹林、磺胺类等）。

（2）皮肤症状：以急性起病多见，常以皮肤表现为先。皮疹大小形状不一以出血性皮疹为主，初起呈红色斑丘疹，渐成为出血性，高出皮面，压之不褪色。数日后转为紫色，继而呈棕褐色而消退，有时皮疹呈泡状，亦可融合成中心呈出血性坏死。皮疹多见于四肢、臀部、尤以下肢伸面及膝、踝关节附近最多，呈两侧对称分布，面部及躯干较少，少数重症患儿可融合成大疱伴出血性坏死。常同时合并荨麻疹及血管神经性水肿。4～6周后消退，部分可复发。

（3）胃肠道症状：约见于 2/3 的病例。常不定位，可伴呕吐和便血，少数合并肠套叠、肠梗阻甚至肠穿孔。

（4）关节症：约 1/3 的病例多累及膝、踝、肘、腕大关节，关节肿痛，活动受限，可数日内消失，不留后遗症。

（5）肾脏症状：30%～60%的病例有肾脏受损的临床表现。症状绝大多数在起病 1 个月内出现，亦可在病程晚期发生。肾脏症状表现轻重不一，可仅表现无症状血尿和蛋白尿，亦可表现为肾炎或肾病综合征，重者可发生肾功能减退、氮质血症和高血压脑病等。少数发展为慢性肾炎，死于肾衰。

（6）其他症状：偶有呼吸系统（喉头水肿、哮喘、肺出血），循环系统（心肌炎、心包炎），中枢神经系统（惊厥、瘫痪、昏迷），胰腺炎，睾丸炎等表现。

2. 辅助检查 本病无特异性化验检查。

（1）三大常规及大便隐血试验。尤其尿常规应多次追踪检查。

（2）血小板计数及出血、凝血时间、血块退缩时间正常。毛细血管脆性试验可阳性。

（3）血清 IgG、IgM、补体含量正常，IgA 可升高。

（4）根据症状表现，必要时可查肾功能、脑电图、心电图等。肾组织活检可确定肾脏病变性质，对治疗和预后有指导意义。

【治疗】

1. 一般治疗 急性期应卧床休息，停用可疑过敏药物及食物，抗组胺和抗过敏药的应用。

2. 糖皮质激素和免疫抑制剂 急性期对腹痛和关节痛可予缓解，但对预防肾脏损害的发生疗效不确切，亦不影响预后。严重紫癜性肾炎可加用免疫抑制剂。

3. 抗凝治疗

（1）阻止血小板聚集和血栓形成的药物：阿司匹林 3～5mg/（kg·d），每日 1 次；双嘧达莫 3～5mg/（kg·d），分次服。

（2）肝素：每次 0.5～1mg/kg，首日 3 次，次日 2 次，以后每日 1 次，连用 7 天。

（3）尿激酶：每 1000～3000U/kg，静脉滴注。

（4）腹痛可用山莨菪碱肌注或静注，每次 5～10mg。

4. 严重病人合并消化道或颅内出血者可用氢化可的松每日 5～10mg/kg，静滴；生长抑素 14 肽泵注。肠套叠需请外科治疗；肾损害的处理肾损害如肾炎或肾病综合征治疗参阅有关章节。

笔记栏

见习九（1） 急性上呼吸道感染

【目的要求】

1. 掌握急性上呼吸道感染的临床表现及其诊断、治疗。

2. 掌握急性上呼吸道感染并发症、鉴别诊断及实验室检查。

3. 了解急性上呼吸道感染的病原体、易感因素。

【见习时数】 1学时。

【见习准备】 压舌板、听诊器、急性上呼吸道感染病例图片及教学病历。

【见习过程】

1. 教师讲授急性上呼吸道感染病史的采集、体格检查要点。学生分组进病房采集病史，并做体格检查。

2. 学生回示教室汇报病历摘要、阳性体征，提出必要的辅助检查并说明其目的；教师展示急性上呼吸道感染相关检查报告单。

3. 学生归纳临床特点，作出诊断（包括急性上呼吸道感染的特殊类型），并说明诊断依据。

4. 结合患儿的具体实际，教师以提问的方式小结。

【病史采集要点】

1. 现病史

（1）发病情况：急性或缓慢起病。

（2）发病原因或诱因：有无受凉、急性呼吸道感染疾病接触史。

（3）主要症状：发热、卡他症状（流涕、鼻塞、打喷嚏）、咽痛、咳嗽。

（4）伴随症状：气促、发绀、呼吸困难，烦躁不安、精神萎靡、头痛、抽搐、胃肠道症状（呕吐、腹胀、腹泻）及皮疹。

（5）病情演变：是否存在导致病情加重或缓解的因素？

（6）诊疗情况：在何处就诊过？做过什么检查？用何药物及疗效如何？

（7）一般情况：精神、饮食睡眠、大小便、体重增减？

2. 其他相关病史

（1）有无药物过敏史？

（2）个人史：出生时情况？出生后发育喂养情况？

（3）既往史：既往体质情况？有无类似病史？有无免疫接种史？

【体查要点】

1. 注意发育营养状况，精神状态，病容，体温，呼吸频率、节律、深度，观察流涕、鼻塞、咳嗽情况。

2. 注意鼻、咽、喉、扁桃体、口腔黏膜。颌下、颈部、耳后淋巴结有无肿大？有无呼吸三凹征？

3. 注意心脏功能情况，心尖搏动位置、范围，心率、心律、心音、杂音，及时发现心肌炎或其他心脏病。

4. 注意腹部有无腹胀或压痛，肝脾大小、质地及有无压痛，肠鸣音。

5. 注意神经系统检查　头痛、嗜睡、烦躁不安。有抽搐者注意有无前囟隆起、瞳孔对光反射迟钝或消失、颈部是否有抵抗感、是否存在病理征。

【辅助检查报告单展示】

1. 周围血象　白细胞总数及中性粒细胞增加，或有核左移现象，有中毒颗粒，多为细菌性感染；白细胞总数及中性粒细胞正常或降低，淋巴细胞升高或有异型淋巴细胞，多为病毒感染。

2. 病原学检查　病毒分离、血清学检查等。咽拭子培养有助于明确细菌感染。

【知识精要】

1. 临床表现

（1）一般类型上感

1）局部症状：鼻塞、流涕、喷嚏、咳嗽和咽部不适。

2）全身症状：轻症者可无全身症状。发热高低不定，可引起高热惊厥，亦可体温正常。婴幼儿患儿可有呕吐、腹泻、烦躁、哭闹等，年长儿可有头痛，乏力及全身不适。炎症较剧者可引起颌下淋巴结炎，此时可有颌下淋巴结肿大与疼痛。少数可见腹痛，应注意肠系膜淋巴结炎的可能。

3）体征：鼻咽黏膜充血，扁桃体充血、肿大，颌下及颈部淋巴结肿大和压痛。合并肠系膜淋巴结炎者，可有腹部压痛，肠鸣音可亢进。

（2）两种特殊类型上感

1）咽结合膜热：病原体为腺病毒（Adv）3、7型，多发生于春夏季，散发或发生小流行，以发热、咽炎、结合膜炎为特征，临床表现为高热、咽痛、眼部刺痛，有时伴消化道症状。体查咽充血，可有白色点状分泌物，周边无红晕。一侧或双侧滤泡性眼结合膜炎，可伴球结合膜出血，颈及耳后淋巴结肿大，病程1~2周。

2）疱疹性咽峡炎：病原体为柯萨奇A组病毒（CBv），夏秋季发病率较高，散发或流行。起病急，突然发热、咽痛、流涎、厌食、呕吐等。体查咽部充血，咽腭弓、悬雍垂、软腭出现灰白色疱疹，亦可见于口腔的其他部位。初起时疱疹约2~4mm，周围有红晕，破溃后成溃疡，病程1周左右。

（3）并发症：表9-1。

表9-1 急性上呼吸道感染并发症

急性上呼吸道感染	并发症
向下	支气管炎、肺炎
向周围	中耳炎、咽后壁脓肿、颈淋巴结炎、鼻窦炎
血行	败血症、脑膜炎、脑炎、腹膜炎等
变态反应	急性肾炎、风湿热（与链球菌感染关系密切）

2. 辅助检查

（1）周围血象：白细胞总数及中性粒细胞增加，或有核左移现象，有中毒颗粒，多为细菌性感染；白细胞总数及中性粒细胞正常或降低，淋巴细胞升高或有异型淋巴细胞，多为病毒感染。

（2）病原学检查：病毒血清学特异性抗体检查，病毒抗原快速诊断，病毒分离，有利于病毒感染的诊断，咽拭子培养有助于明确细菌感染。

（3）X线检查：病程久者，胸片检查有助于排除下呼吸道感染。

3. 诊断依据 典型的临床表现（鼻塞、流涕、喷嚏、咳嗽和咽部不适、发热），血常规及病原学检查结果，必要时辅以胸片鉴别。

4. 鉴别诊断

（1）流行性感冒：由流感病毒、副流感病毒引起。有明显流行病史，局部症状较轻，全身症状重，常有高热、头痛、四肢肌肉酸痛等，病程较长。病毒分离可确诊。

（2）急性传染病早期：上感常为急性传染病早期前驱症状，如麻疹、猩红热等，可结合流行病史、临床表现，实验室结果并观察病情演变以鉴别。

（3）急性阑尾炎：伴腹痛者应注意与急性阑尾炎鉴

别。本病腹痛常先于发热，腹痛部位以右下腹为主，呈持续性，有固定压痛点、反跳痛及腹肌紧张、腰大肌试验阳性，白细胞及中性粒细胞增高。

5. 治疗

（1）一般治疗：注意休息，多饮水，予易消化食物，空气要流通，注意有效隔离、防止交叉感染。

（2）抗感染治疗

1）抗病毒药物：常用病毒唑（利巴韦林），$10\sim15mg/$（$kg\cdot d$），静脉点滴或口服。若为流感病毒感染，可用磷酸奥司他韦。部分中药制剂有一定疗效。

2）抗生素：细菌性上呼吸道感染或病毒性上呼吸道感染继发细菌感染者可选用抗生素治疗，常用青霉素类，头孢菌素类或大环内酯类抗生素。咽拭子培养阳性有助于指导抗菌治疗。既往有风湿热、肾炎病史者或链球菌感染，青霉素疗程应为$10\sim14$天。

（3）对症治疗：高热可口服对乙酰氨基酚或布洛芬，亦可用冷敷，温水浴；发生高热惊厥者可予以镇静止惊等处理。

【复习思考题】

1. 简答题

（1）简述急性上呼吸道感染的两种特殊类型的临床表现、病程特点及诊断。

（2）简述急性上呼吸道感染的治疗。

2. 病史采集训练 患儿，男，3岁，因"发烧4天、双眼红肿3天"入院。门诊血常规：WBC 4.0×10^9/L，Hb 120g/L，PLT203$\times10^9$/L，L 0.67，N 0.33。请围绕主诉采集病史。

3. 病案分析 患儿，女，5岁，因"发热5天，咽痛、厌食3天"入院。患儿病初因洗澡受凉，后有发热，最高体温 39.5℃左右，无明显畏寒、寒战。在外院已用"青霉素、鱼腥草"2 天效果不明显，仍有反复发热，近 3 天患儿诉咽痛并拒食。体查：T39.8℃，P150 次/分，R 30 次/分。精神差，咽部充血明显，咽腭弓及软腭的黏膜上可见数个 2～3mm 大小灰白色疱疹，周围有红晕、部分已破溃。双肺呼吸音清，未闻及湿啰音，心率 150 次/分，心律齐，心音可，未闻杂音。肝、脾肋下未触及。病理征未引出。门诊血常规：WBC 3.9×10^9/L，L 0.68，N 0.32。

根据以上资料，简述：

（1）患儿的临床诊断（指出其可能的病原体）及其诊断依据。

（2）进一步要做的相关检查？

（3）请写出治疗原则。

笔记栏

见习九（2） 支气管肺炎

【目的要求】

1. 掌握支气管肺炎的病理生理改变。

2. 掌握支气管肺炎的临床表现、并发症及诊疗措施。

3. 掌握几种常见肺炎的临床鉴别要点。

4. 悉支气管肺炎与支气管炎、支气管异物、肺结核的鉴别。

5. 了解支气管肺炎的分类。

【见习时数】 2学时。

【见习准备】 支气管肺炎分类表，输氧设备，听诊器，支气管肺炎X线胸片、压舌板、支气管肺炎病例图片及教学病历等。

【见习过程】

1. 教师讲授支气管肺炎病史的采集、体格检查要点，学生分组进病房采集病史，并做体格检查。

2. 学生回示教室汇报病历摘要、阳性体征，提出必要检查如胸部CT、痰培养等辅助检查结果。

3. 学生归纳临床特点，作出诊断（包括支气管肺炎的分类），并说明诊断依据。

4. 结合患儿的具体实际，教师以提问的方式小结。

【病史采集要点】

1. 现病史

（1）发病情况：急性或缓慢起病。

（2）发病原因或诱因：受凉史，急性呼吸道感染疾病接触史。

（3）主要症状：发热、咳嗽、气促。

（4）伴随症状：面色苍白、发绀、呼吸困难、嗜睡、烦躁不安、抽搐、昏迷、食欲下降、呕吐、腹泻、腹胀等。

（5）病情演变：何时出现病情缓解或加重？有何诱因？

（6）诊疗情况：在何处就诊过？做过什么检查？用何药物及疗效如何？

（7）一般情况：精神、饮食、大小便、睡眠、体重改变？

2. 其他相关病史

（1）有无药物过敏史？

（2）个人史：出生时情况？出生后发育、喂养情况？

（3）既往史：既往体质、是否有佝偻病、营养不良、结核病或结核感染、先心病等病史？是否常患呼吸道感染？是否按时预防接种？

【体查要点】

1. 注意发育营养状况，精神状态，病容，呼吸频率、节律、深度，鼻翼扇动、三凹征、发绀等；重症患儿应监测血压。

2. 肺部

望诊：胸廓形态、呼吸运动（频率、节律、深度）。

触诊：语颤是否正常。

叩诊：清音、浊音或实音，两侧是否对称。

听诊：呼吸音种类、强弱、是否对称、有无啰音（早期啰音常不明显、可有呼吸音增粗，后可闻及较固定中、细湿啰音）。

3. 心脏 心尖搏动位置、范围，心率、心律、心音、杂音，及时发现心肌炎或其他心脏病。

4. 注意腹部有无腹胀，肝脏大小、质地、压痛、肠鸣音。

5. 注意神经系统检查 嗜睡、烦躁不安，前囟隆起、瞳孔对光反射迟钝或消失，有无病理征。及时发现重症肺炎有无合并中毒性脑病。

【辅助检查报告单展示】

1. 白细胞检查 白细胞总数及中性粒细胞增加，或有核左移现象，有中毒颗粒，多为细菌性感染；白细胞总数及中性粒细胞正常或降低，淋巴细胞升高或有异型淋巴细胞，多为病毒感染。

2. C-反应蛋白（CRP） 细菌感染时血中浓度升高，非细菌感染升高不明显。

3. 前降钙素原（PCT） 细菌感染时升高，抗菌药物治疗有效时迅速下降。

4. 病原学检查

（1）病毒病原学检查：急性期作特异性 IgM 抗体测定，病毒分离及急性期、恢复期双份血清特异性 IgG 抗体测定可帮助诊断。

（2）细菌病原学检查：取气管吸出物、胸水、血标本作细菌培养鉴定。

（3）真菌病原学检查：从痰液找到真菌菌丝意义较大，必要时作真菌培养。

（4）其他：支原体、衣原体感染，急性期可作特异性 IgM 测定，PCR 技术敏感性高。

5. X 线检查 早期肺纹理增强，透光度减低，以后两肺下野、中内带出现大小不等的点状或小片絮状影，或融合成片状阴影。有肺气肿、肺不张、伴发脓胸、脓气胸或肺大泡者则有相应的 X 线改变。

【知识精要】

1. 临床表现

（1）主要症状

1）发热：热型不定，多为不规则发热，新生儿、严重营养不良者体温可不升。

2）咳嗽：早期刺激性干咳，恢复期咳嗽有痰。

3）气促：多在发热、咳嗽后出现。

4）全身症状：精神不振、食欲减退、烦躁不安，轻度腹泻或呕吐。

（2）体征：①呼吸增快，鼻翼扇动，呼吸三凹征(＋)；

②发绀；③早期啰音可不明显，以后肺部可闻及固定中、细湿啰音。

（3）重型：除呼吸系统表现外，可出现气压系统受累。

1）循环系统：①心肌炎：面色苍白、心音低钝、严重者可闻及奔马律；②心衰：心率突然加快（婴儿>180次/分、幼儿>160次/分）；呼吸增快（超过60次/分）；肝脏迅速增大（肋下>3cm）或短时间内较前增大1.5cm以上；突然烦躁加剧、青紫、面色苍灰、指（趾）甲微循环再充盈时间延长；心音低钝或有奔马律。若同时出现以上5点可作出诊断。另外伴有尿少、水肿等有利于诊断。

2）神经系统：合并中毒性脑病时可出现嗜睡、烦躁不安或两者交替出现，重者有抽搐、昏迷或反复惊厥、前囟隆起、瞳孔对光反射迟钝或消失。

3）消化系统：合并中毒性肠麻痹时可表现为严重腹胀、膈肌抬高、呼吸更加困难、听诊肠鸣音消失、胃肠道出血（吐咖啡样物、便血或柏油样便）。

4）DIC：合并DIC时表现为血压下降、四肢凉、皮肤黏膜出血。

2. 辅助检查

（1）白细胞检查：白细胞总数及中性粒细胞增加，或有核左移现象，有中毒颗粒，多为细菌性感染；白细胞总数及中性粒细胞正常或降低，淋巴细胞升高或有异型淋巴细胞，多为病毒感染。

（2）C-反应蛋白（CRP）：细菌感染时血中浓度升高，非细菌感染升高不明显。

（3）前降钙素原（PCT）：细菌感染时升高，抗菌药物治疗有效时迅速下降。

（4）病原学检查

1）病毒病原学检查：急性期作特异性 IgM 抗体测定，病毒分离及急性期、恢复期双份血清特异性 IgG 抗体测定可帮助诊断。

2）细菌病原学检查：取气管吸出物、胸水、血标本作细菌培养鉴定。

3）真菌病原学检查：从痰液找到真菌菌丝意义较大，必要时作真菌培养。

4）其他：支原体、衣原体感染，急性期可作特异性 IgM 测定，PCR 技术敏感性高。

（5）X 线检查：早期肺纹理增强，透光度减低，以后两肺下野、中内带出现大小不等的点状或小片絮状影，或融合成片状阴影。有肺气肿、肺不张、伴发脓胸、脓气胸或肺大泡者则有相应的 X 线改变。

3. 诊断依据　诊断较简单，一般有发热、咳嗽、呼吸短促等症状，肺部听到中细湿啰音或胸片有肺炎的改变均可诊断。确诊肺炎后应尽可能明确病因及病原。若有反复发作，应明确导致反复感染的原发疾病及诱因（如免疫缺陷、免疫功能下降、先天性心脏病、营养性障碍等）。

4. 鉴别诊断

（1）急性支气管炎：以咳嗽为主，偶有低热。肺部可闻及干湿啰音，多不固定，随咳嗽而改变。胸片肺纹理多。如难以鉴别时可做肺炎处理。

（2）支气管异物：通常有明确异物吸入史，常突然出现呛咳，可有肺不张或肺气肿，可资鉴别。病程迁延者可继发肺部感染。胸透、胸片及 CT，必要时纤支镜确诊。

（3）肺结核：通常有结核接触史、结核感染中毒症状，TB-Ab、PPD 试验可呈阳性，胸片可有结核病灶可资鉴别。粟粒性肺结核时可有气急和发绀，但肺部通常无啰音。

（4）几种特殊类型肺炎临床表现鉴别（表9-2）。

表9-2 几种特殊类型肺炎鉴别诊断

	一般细菌性肺炎	金葡菌肺炎	腺病毒炎（Adv）	呼吸道合胞病毒肺炎（Rsv）	支原体肺炎（Mp）
好发年龄	2个月~2岁	初生~1岁	6个月~2岁	2~12个月	3~14岁
热型	不定	张弛热	稽留热或不规则热	低热,偶有高热	持续高热
临床表现	咳喘、青紫、呼吸困难渐加重,肺部散在中细湿啰音	除一般肺炎症状外,多有全身中毒症状、皮疹、肝脾大。易并发脓胸、脓气胸	咳喘、青紫较重、肺部体征出现较晚,重者出现肺实变,全身中毒症状重	咳喘较剧,阵发性喘憋、呼吸困难、青紫、肺部体征出现早,双肺叩诊鼓音,听诊细湿啰音及哮鸣音	亚急性起病,热型不定,刺激性咳嗽持续长,小婴儿喘憋。肺部体征常不明显,少数可闻干湿啰音
胸片	多为斑片状	小片浸润影;小脓肿;肺大泡;胸腔积液	X线改变早于肺部体征,片状阴影或融合成大病灶;肺气肿;病灶吸收较慢。晚期重型可有肺实变	肺间质病变为主及点片状阴影,肺气肿	不规则云雾状浸润,少数呈大片状阴影,游走性

5. 治疗

（1）一般治疗：室内空气流通，温度18~20℃，湿度60%，给予营养丰富的饮食，翻身拍背，保持呼吸道通畅，防止交叉感染。

（2）抗感染治疗

1）抗生素治疗：抗生素的使用原则：安全、有效；选用敏感抗生素；选用药物在肺组织有较高浓度；足量足疗程，重症婴儿宜静脉联合用药。

根据病原体选择抗生素：①肺炎链球菌：青霉素敏感者首选青霉素或阿莫西林，青霉素低度耐药者仍选青霉素，但剂量加大，过敏者选用大环内酯类抗生素，如红霉素；②金黄色葡萄球菌：甲氧西林敏感者首选苯唑西林或氯唑西林，头孢二、三代。耐药者选万古霉素；③流感嗜血杆菌：首选阿莫西林/克拉维酸或舒巴坦；④大肠杆菌或肺炎杆菌：首选头孢曲松等三代药物；⑤肺炎支原体和衣原体：首选大环内酯类如红霉素、罗红霉素、阿奇霉素。

用药时间：一般持续至体温正常后 5～7 天，症状、体征消失后 3 天。支原体、衣原体肺炎至少使用抗菌药物 2～3 周，金葡菌肺炎为在体温正常 2～3 周停药，一般总疗程>6 周。

2）抗病毒治疗：①病毒唑：可肌注、静滴、口服，10～15mg/（kg·d）；②α-干扰素：常用基因工程 α-干扰素肌注，5～7 天一疗程，亦可雾化吸入；如为流感病毒感染，可用磷酸奥司他韦；③部分中药制剂有一定疗效。

3）对症治疗：①氧疗：鼻前庭导管给氧 0.5～1L/min，浓度不超过 40%。面罩给氧 2～4L/min，氧浓度 50%～60%；②气道管理：及时吸痰，清除鼻腔分泌物，保持呼吸道通畅，雾化吸入有助于解除气道痉挛水肿，有利于痰液排出；严重呼吸衰竭，可行气管插管，使用机械通气。

（3）心力衰竭治疗：宜及早用西地兰，首先用 1/2

饱和量，余量分两次，每4～6小时一次，用10%G.S，10～20ml稀释缓慢静注；多巴胺2～5μg/（kg·min），多巴酚丁胺2～5μg/（kg·min）静滴，也可用酚妥拉明0.1～0.5mg/（kg·次）稀释静脉缓注或静滴，同时可用呋塞米1mg/（kg·次）。

（4）腹胀治疗：低血钾，应补充钾盐；中毒性肠麻痹，应禁食，胃肠减压。亦可用酚妥拉明 0.3～0.5mg/（kg·次）静滴或静脉推注。

（5）糖皮质激素

1）指征：①严重喘憋或呼吸衰竭；②全身中毒症状明显；③合并感染中毒性休克；④出现脑水肿；⑤胸腔短期有较大量渗出。

2）用法：可用地塞米松 0.1～0.3mg/（kg·d）或氢化可的松，5～10mg/（kg·d）加入瓶中点滴，疗程3～5天。

（6）中毒性脑病治疗：镇静，止痉，降颅压，减轻脑水肿治疗。

（7）其他：高热患儿可用物理降温，口服对乙酰氨基酚或布洛芬，伴烦躁不安者可用苯巴比妥 5mg/（kg·次）肌注或静注。喘憋明显者可给予普米克、博利康尼或沙丁胺醇雾化吸入，重者可静脉用应糖皮质激素。出现脓胸，脓气胸应及时进行穿刺引流，必要时视病情行胸腔闭式引流。

（8）液体疗法：注意水、电解质补充，纠正酸中毒，电解质紊乱。病情严重，不能进食时，液体总量 60～80ml/（kg·d），张力 1/4～1/5 张。并发心衰时总液量减少 1/3～1/4，含钠量减半，速度慢。

【复习思考题】

1. 简答题

（1）试述重症支气管肺炎的临床表现、诊断。

（2）简述治疗支气管肺炎时抗生素的使用原则及疗程。

（3）如何识别肺炎的并发症。

2. 病史采集训练 患儿，女，4岁，因发烧、咳嗽7天、气促3天入院。体查：T 38.5℃，P 130次/分，R 50次/分，W 9kg。精神差，气促，面色较苍白。咽部充血明显，双肺可闻及较多哮鸣音及中粗湿啰音。心率130次/分，心律齐，心音可，未闻杂音。肝脾肋下未扪及。病理征未引出。血象：WBC $13.5×10^9/L$，N 0.65，L 0.35。胸片提示"双肺肺纹理增粗，双中上肺可见斑片状阴影"请围绕主诉采集病史。

3. 病历分析 患儿，男，5岁，因发热、咳嗽、气促10天入院。患儿10天前因吹空调受凉后出现咳嗽，为单声咳，喉中有痰鸣，伴发热，最高体温39~40℃，无畏寒及寒战，伴有气促。在外院已先后用青霉素、头孢呋新9天未见效，起病来无呕吐、腹泻及抽搐。体查：T39.5℃，P160次/分，R 56次/分，W15kg。精神差，气促，面色较苍白，鼻翼有扇动，唇周发绀。咽部充血明显，颈软。左侧胸廓较饱满，语颤减弱，叩诊浊音，呼吸音降低，无湿啰音，右肺可闻及少许中细湿啰音。心率160次/分，心律齐，心音可，未闻杂音。肝肋下3cm，质地软，脾未扪及。病理征未引出。血象：WBC $18.5×10^9/L$，N 0.70，L 0.30。

根据以上资料，简述：

（1）患儿的全部临床诊断（指出其可能的病原体）及其依据。

（2）进一步要做何检查？

（3）请写出治疗原则。

笔记栏

见习九（3） 支气管哮喘

【见习要求】

1. 掌握儿童哮喘病的诊断标准。

2. 熟悉儿童哮喘病的治疗与预防。

3. 了解儿童哮喘病的病因和发病机制。

【见习时数】 1学时。

【见习准备】

1. 典型病例1人/组。

2. 峰流速仪、储雾罐、空气压缩雾化泵、干粉剂、气雾剂、典型X线胸片1份/组，肺功能测定报告单1份/组、过敏原测定报告单1份/组。

【见习过程】

1. 教师讲授儿童哮喘的病史采集、体格检查要点，学生分组进病房采集病史，并做体格检查。

2. 学生回示教室汇报病历摘要、阳性体征，提出必要的辅助检查并说明其目的；教师展示典型X线胸片，肺功能检查报告、过敏原测定报告单、并讲授空气压缩雾化泵、峰流速仪、储雾罐、干粉剂、气雾剂的使用方法和适应证。

3. 学生归纳临床特点，作出完整的诊断，并说明诊断依据。

4. 结合患儿的具体实际，教师以提问的方式小结。

【病史采集要点】

1. 现病史

（1）发病情况：起病缓慢或急骤？

（2）发病原因或诱因：每次发作的原因或诱因是什么？重点询问是否与下列情况有关：

1）吸入过敏原（室内：尘螨、动物毛屑及排泄物、蟑螂、真菌等；室外：花粉、真菌等）。

2）食入过敏原（牛奶、鱼、虾、鸡蛋和花生等）。

3）呼吸道感染（尤其是病毒及支原体感染）。

4）强烈的情绪变化。

5）运动和过度通气。

6）冷空气。

7）药物（如阿司匹林等）。

8）职业粉尘及气体。

（3）主要症状：阵发性咳嗽、喘息，以夜间和清晨为重，每次发作持续的时间，咳喘的严重程度，是否有呼吸困难，是否有端坐呼吸、恐惧不安、大汗淋漓、面色青灰？

（4）伴随症状：发作前是否有发热、流涕、打喷嚏、胸闷？发作时有无呼吸困难？

（5）病情演变：何时出现病情加剧或缓解？有何诱因？

（6）诊疗情况：在何处就诊过？做过什么检查？用过何药物及疗效如何？

（7）一般情况：精神、饮食、大小便、睡眠。

2. 其他相关病史

（1）有无药物过敏史。

（2）个人史：出生时情况及生长发育情况。

（3）既往史：有无类似病史，有无湿疹史及其他过敏性疾病史。

（4）家族史：家族中是否有哮喘病史。

【体查要点】

1. 呼吸、脉搏、面色、体位、精神状态。

2. 呼吸困难的特点　呼气性呼吸困难。

3. 缺氧程度　甲床、唇黏膜、舌的颜色。

4. 肺部体查　桶状胸，呼吸三凹征，肺部满布哮鸣音，肺部粗湿啰音时隐时现，呼吸音明显减弱。

5. 心脏　心尖搏动的位置，心界的大小，心率快慢、心音强弱、心律是否整齐、有无杂音、是否有奇脉。

6. 注意是否有过敏性鼻炎、鼻窦炎、湿疹的表现。

【辅助检查报告单展示】

1. 肺功能报告单　肺功能检查主要用于5岁以上患儿。当第一秒用力呼气量（FEV_1）≥正常预计值80%为基本正常，对FEV_1≥正常预计值70%的疑似患儿，可选择支气管激发试验（常用组胺或乙酰甲胆碱）测定气道反应性，对于FEV_1＜正常预计值70%的疑似哮喘患儿，选择支气管舒张试验评估气流受限的可逆性，支气管激发试验阳性、支气管舒张试验阳性有助于确诊哮喘。呼气峰流速（PEF）的日间变异率是诊断哮喘和反映哮喘严重程度的重要指标。如日间变异率＞13%有助于诊断哮喘。

2. 急性期胸部X线　可正常或呈间质性改变，可有肺气肿或肺不张。

3. 过敏原测试　阳性提示患者对该变应原过敏，反应患儿是否存在特应质。

【知识精要】

1. 临床表现

（1）症状：反复发作的咳嗽、喘息，呼吸困难，胸闷。根据症状严重程度，可分为间歇发作、轻、中、重度发作。

1）间歇发作：每周发作少于 1 次，每次持续数小时至数天，每月夜间哮喘发作少于 2 次，间歇期肺功能正常。

2）轻度发作：行走时出现呼吸困难，可平卧，较安静，无三凹征和心动过速，使用 β_2 受体激动剂后，PEF 改善 60%～80%，血气分析示 PaO_2 正常。

3）中度发作：稍事活动后出现呼吸困难，喜坐，使用 β_2 受体激动剂后，PEF 改善 60%～80%，血气分析示 PaO_2 8～10.5kPa，$PaCO_2$ ≤6kPa，SaO_2 91%～95%。

4）重度发作：休息时存在呼吸困难，呈端坐呼吸，大汗淋漓，烦躁不安，出现三凹征，肺部弥漫响亮的哮鸣音，心率明显增快，使用 β_2 受体激动剂后，PEF 改善 < 60%，血气分析示 PaO_2 < 8kPa，$PaCO_2$ > 6kPa，SaO_2 ≤90%，pH 下降。

（2）体征：肺部以哮鸣音为主，粗湿啰音时隐时现。

2. 辅助检查

（1）肺功能：FEV_1 < 正常预计值 80%、FEV_1 或 PEF 24 小时变异率 > 20%、支气管激发试验或支气管舒张试验阳性有助于哮喘诊断。

（2）急性期胸部 X 线：可正常或呈间质性改变，可有肺气肿或肺不张。

（3）过敏原测试：阳性提示患者对该变应原过敏，反应该患者是否存在特应质。

3. 诊断依据

（1）儿童哮喘诊断标准

1）反复发作喘息、咳嗽、气促、胸闷，多与接触变应原、冷空气、物理或化学性刺激、呼吸道感染以及运动等有关，常在夜间和（或）清晨发作或加剧。

2）发作时在双肺可闻及散在或弥漫性，以呼气为主的哮鸣音，呼气相延长。

3）上述症状和体征经抗哮喘治疗有效或自行缓解。

4）除外其他疾病所引起的喘息、咳嗽、气促和胸闷。

5）临床表现不典型者（如无明显喘息或哮鸣音），应至少具备以下1项：

A. 支气管激发试验或运动激发试验阳性。

B. 证实存在可逆性气流受限：①支气管舒张试验阳性：吸入速效 β_2 受体激动剂后15分钟 FEV_1 增加≥12%；②抗哮喘治疗有效：使用支气管舒张剂和口服（或吸入）糖皮质激素治疗4～8周后 FEV_1 增加≥12%。

C. PEF每日变异率（连续监测1～2周）≥13%。

符合第1～4条或第4、5条者，可以诊断为哮喘。

（2）咳嗽变异型哮喘诊断标准

1）咳嗽持续>4周，常在夜间和（或）清晨发作或加剧，以干咳为主。

2）临床上无感染征象或经较长时间抗生素治疗无效。

3）抗哮喘药物诊断性治疗有效。

4）排除其他原因引起的慢性咳嗽。

5）支气管激发试验阳性和（或）PEF每日变异率（连续检测1～2周）≥13%。

6）个人或一级、二级亲属有特应性疾病史，或变应原测试阳性。

以上1～4项为诊断的基本条件。

（3）哮喘预测指数：能有效地用于预测3岁内喘息儿童发展为持续性哮喘的危险性。哮喘预测指数：在过去1年中喘息≥4次，具有1项主要危险因素或2项次要危险因素，则哮喘预测指数阳性，如为阳性，则按哮喘规范治疗。主要危险因素包括：①父母有哮喘病史；②经医师诊断为特应性皮炎；③有吸入变应原致敏的依据。次要危险因素包括：①有食物变应原致敏的依据；②外周血嗜酸性粒细胞≥4%；③与感冒无关的喘息。

4. 哮喘的分期与病情的评价 哮喘分为急性发作期、慢性持续期、临床缓解期。

（1）急性发作期：指患者出现以喘息为主的各种症状，其发作持续的时间和程度不尽相同，哮喘急性发作时严重程度评估见表9-3。

表9-3 哮喘急性发作时严重程度评估

临床特点	轻度	中度	重度	急性呼吸暂停
呼吸急促	走路时	说话时	休息时	
体味	可平卧	喜坐位	前弓位	
讲话能力	能成句	成短句	说单字	难以说话
精神意识	可有焦虑、烦躁	时有焦虑、烦躁	焦虑、烦躁	嗜睡、意识模糊
呼吸频率	轻度增加	增加	明显增加	减缓或暂停
辅助呼吸肌活动及三凹征	一般没有	可有	通常有	胸腹矛盾运动

续表

临床特点	轻度	中度	重度	急性呼吸暂停
哮鸣音	散在，呼气末期出现	响亮、弥散	响亮、弥散双相	减弱甚至消失
脉率（次/分）	略增加	增加	明显增加	减慢，不规则
奇脉（kPa）	不存在 <1.33	可有 1.33～3.33	通常有 2.67～5.33	不存在(呼吸肌疲劳)
使用速效 β_2 受体激动剂后 PEF 占正常预计值或本人最佳值的百分比（%）	>80	60～80	<60 或 β_2 受体激动剂作用持续时间<2 小时	<33
PaO_2（吸空气，kPa）	正常	>8.0	<8.0，可能有发绀	呼吸衰竭
$PaCO_2$（kPa）	<6.0	<6.0	≥6.0，短时上升	呼吸衰竭
$PaCO_2$（吸空气，%）	>95	92～95	92～95	<90

注：1. 正常儿童清醒时呼吸频率上限：<2 个月，<60 次/分；～12 个月，<50 次/分；～5 岁，<40 次/分；～8 岁，<30 次/分；2. 正常儿童脉率上限：2～12 个月，<160 次/分；～2 岁，<120 次/分；～8 岁，<110 次/分；3. 小龄儿童较年长儿和成人更易发生高碳酸血症（低通气）；4. 判断急性发作严重程度时，只要存在某项严重程度的指标（不必全部指标存在），就可归入该严重程度等级；5. 1kPa=7.5mmHg

（2）慢性持续期：患者在相当长的时间内总有不同频度和（或）不同程度地出现症状（喘息、咳嗽和胸闷），可根据病情严重程度分级或控制水平分级，前者用于初次诊断和既往虽被诊断但尚未按哮喘规范治疗的患儿，作为制定起始治疗方案级别的依据（表 9-4），后者用于评估已规范治疗的哮喘患儿是否达到哮喘治疗目标及指导方案的调整（表 9-5）。

表 9-4 病情严重程度分级

严重程度	日间症状	夜间症状/憋醒	应急缓解药的使用	活动受限	肺功能（≥5岁者适用）	急性发作（需使用全身激素治疗）
<5 岁						
间歇状态（第1级）	≤2 日/周，发作间歇无症状	无	≤2 日/周	无		0~1 次/年
轻度持续（第2级）	>2 日/周，但非每日有症状	1~2 次/月	>2 日/周，但非每天使用	轻微受限		6 个月内≥2次，据
中度持续（第3级）	每天有症状	3~4 次/月	每天使用	部分受限		据发作的频度和严重确定分级
重度持续（第4级）	每天持续有症状	>1 次/周	每天多次使用	严重受限		
≥5 岁						
间歇状态（第1级）	≤2 日/周，发作间歇无症状	≤2 次/月	≤2 日/周	无	FEV1 或 PEF ≥正常预计值的 80%，PEF 或 FEV1 变异率<20%	0~1 次/年
轻度持续（第2级）	>2 日/周，但非每日有症状	3~4 次/月	>2 日/周，但非每天使用	轻微受限	FEV1 或 PEF ≥正常预计值的 80%，PEF 或 FEV1 变异率20%~30%	≥2 次/年，根据发作的频度和

续表

严重程度	日间症状	夜间症状/憋醒	应急缓解药的使用	活动受限	肺功能（≥5岁者适用）	急性发作（需使用全身激素治疗）
中度持续（第3级）	每天有症状	>1次/周，但非每晚有症状	每天使用	部分受限	FEV$_1$或PEF达正常预计值的60%～79%，PEF或FEV$_1$变异率>30%	严重确定分级
重度持续（第4级）	每天持续有症状	经常出现，通常每晚均有症状	每天多次使用	严重受限	FEV$_1$或PEF<正常预计值的60%，PEF或FEV$_1$变异率>30%	≥2次/年，根据发作的频度和严重度确定分级

注：1. 评估过去2～4周日间症状、夜间症状/憋醒、应急缓解药使用和活动受限情况；2. 患儿只要具有某级严重程度的任一项特点，就将其列为该级别；3. 任何级别严重程度，包括间歇状态，都可以出现严重急性发作

表 9-5 病情控制水平分级

控制程度	日间症状	夜间症状/憋醒	应急缓解药的使用	活动受限	肺功能（≥5岁者适用）	定级标准	急性发作（需使用全身激素治疗）
控制	无（或≤2天/周）	无	无（或≤2次/周）	无	≥正常预计值或本人最佳值的80%	满足前述所有条件	0～1次/年
部分控制	>2天/周或≤2天/周但多次出现	有	>2次/周	有	<正常预计值或本人最佳值的80%	在任何1周内出现前述1项特征	2～3次/年

续表

控制程度	日间症状	夜间症状/憋醒	应急缓解药的使用	活动受限	肺功能（≥5岁者适用）	定级标准	急性发作（需使用全身激素治疗）
未控制						在任何1周内出现≥3项"部分控制"中的特征	>3次/年

注：1. 评估过去2~4周的日间症状、夜间症状/憋醒、应急缓解药使用和活动受限情况；2. 出现任何一次急性发作都应复核维持治疗方案是否需要调整

（3）临床缓解期：经过治疗或未经治疗症状和体征消失，肺功能（FEV_1或PEF）≥80%预计值，并维持3个月以上。

5. 鉴别诊断 以喘息为主要症状的儿童哮喘应注意与毛细支气管炎、肺结核、气道异物、先天性呼吸系统畸形和先天性心血管疾病鉴别，咳嗽变异型哮喘（CVA）应注意与支气管炎、鼻窦炎、胃食管反流和嗜酸性粒细胞支气管炎等疾病相鉴别。

6. 治疗

目的：是尽可能减轻哮喘发作的症状、减少发作的次数、预防不可逆性气道阻塞的发生，维持正常或接近正常的肺功能，保证并鼓励患儿参与正常的学习和体育活动。

原则：长期、持续、规范和个体化治疗。发作期治疗重点为抗炎、平喘，以便快速缓解症状；缓解期应坚持长期抗炎，避免触发因素和自我保健。在应用药物方面，应尽量减少药物副作用，以抗炎药物为主导，尽可能少用或不用β_2受体激动剂。

治疗药物包括缓解药物和控制药物。缓解药物用于哮喘急性发作期，包括：①吸入型速效 β_2 受体激动剂；②全身性糖皮质激素；③抗胆碱能药物；④口服短效 β_2 受体激动剂；⑤短效茶碱等。控制药物是抑制气道炎症的药物，需长期使用，用于哮喘持续期，包括：①吸入型糖皮质激素（ICS）；②白三烯调节剂；③缓释茶碱；④长效 β_2 受体激动剂；⑤肥大细胞稳定剂；⑥全身性糖皮质激素等。

（1）哮喘急性发作期治疗

1）β_2 受体激动剂：吸入型速效 β_2 受体激动剂疗效可维持 4～6 小时，是缓解哮喘急性症状的首选药物，严重哮喘发作时第 1 小时可每 20 分钟吸入 1 次，以后每 2～4 小时可重复吸入。常用药物为：沙丁胺醇或特布他林。

2）糖皮质激素：一般主张糖皮质激素吸入治疗，常用布地奈德混悬液，每次 0.5～1mg，每 6～8 小时/次亦可用气雾剂、干粉剂吸入，急性病例亦可口服泼尼松短效治疗（1～7 天），每日 1～2mg/kg，分 2～3 次。病情较急者应静脉给予甲泼尼龙，每日 2～6mg/kg，分 2～3 次输注，或氢化可的松，每日 5～10mg/kg，连用 1～7 天。

3）抗胆碱能药物：常用吸入型抗胆碱能药物，如异丙托溴铵，但起效慢，作用弱，不能单用。

4）短效茶碱：静滴氨茶碱可作为儿童危重哮喘的附加治疗，但由于中毒量和有效剂量非常接近，用药需慎重，最好能监测血药浓度。

5）硫酸镁：有助于危重哮喘症状的缓解，安全性良好。剂量：25～40mg/（kg·d）（≤2g/d），分 1～2 次，加入 10% 葡萄糖溶液 20ml 缓慢滴注（20 分钟以上），酌情使用 1~3 天。

（2）哮喘慢性持续期和缓解期的治疗

1）ICS：ICS 是哮喘长期控制的首选药物，也是目前最有效的抗炎药物，需长期、规范吸入 1~3 年甚至更长时间才能起到治疗作用。常用布地奈德、丙酸氟替卡松、丙酸倍氯米松，每 3 个月应评估病情，以决定升级治疗、维持目前治疗或降级治疗。

2）白三烯调节剂：常用白三烯受体拮抗剂，包括孟鲁司特和扎鲁司特。

3）缓释茶碱。

4）长期 β_2 受体激动剂：包括福莫特罗、沙美特罗、班布特罗及丙卡特罗等。

【复习思考题】

1. 简答题

（1）简述儿童支气管哮喘的诊断标准。

（2）简述哮喘持续状态的治疗方案。

2. 病史采集训练 患儿，男，2 岁半，因咳嗽、喘息 5 天就诊，体查：双肺可闻及大量哮鸣音及少许湿啰音，既往有 3 次咳喘的病史，请围绕主诉采集相关病史。

3. 病历分析 患儿，男，5 岁，因反复咳喘 1 个月入院，一般于晨起时咳嗽明显伴有喘息，在外院多次输抗菌药物效果不佳。体查：咽充血不明显，双肺可闻及较多哮鸣音，心音有力，腹平软。既往有多次咳喘的病史，其奶奶有哮喘的病史。

该患儿诊断上需考虑什么？其诊断依据是什么？需与什么疾病进行鉴别？该怎样治疗？

见习十（1） 先天性心脏病

【见习要求】

1. 了解胎儿血液循环特点及出生后的血流动力学变化。

2. 熟悉先天性心脏病的病因及分类。

3. 掌握房间隔缺损、室间隔缺损、动脉导管未闭、法洛四联征的血流动力学改变、临床表现及常见并发症的诊断。

【见习时数】 2学时。

【见习准备】

1. 典型病例1人/小组。

2. 胚胎期房间隔和室间隔发育过程的图谱、正常胎儿循环特点图谱和出生后循环特点图谱，房间隔缺损、室间隔缺损、动脉导管未闭、法洛四联征典型X线胸片各1份/小组，心脏彩超各1份/组。

【见习过程】

1. 教师讲授先天性心脏病病史的采集、体格检查要点，学生分组进病房采集病史，并做体格检查。

2. 学生回示教室汇报病历摘要、阳性体征，提出必要的辅助检查并说明其目的；教师展示胚胎期房间隔和室间隔发育过程的图谱、正常胎儿循环特点图谱和出生后循环特点图谱，典型 X 线胸片。

3. 学生归纳临床特点，作出完整的诊断（包括先天性心脏病的分型），并说明诊断依据。

4. 结合患儿的具体实际，教师以提问的方式小结。

【病史采集要点】

1. 现病史

（1）发病情况：缓慢或急性起病？

（2）发病原因或诱因：注意母亲怀孕早期有无病毒感染、放射线接触、有害物质使用及服药史，有无家族遗传病史。注意每次发病的原因或诱因是什么？

（3）主要症状：轻者无症状。重者表现为生长发育落后、消瘦、乏力、多汗、活动后气促、哭吵时发绀、喜蹲踞、反复呼吸道感染。

（4）伴随症状：是否有头晕、咳嗽、下肢水肿？是否有纳差？

（5）病情演变：何时发生肺炎难以治愈？何时出现心衰？

（6）诊疗情况：在何处就诊过？做过什么检查？用过何药物及疗效如何？

（7）一般情况：精神、饮食、大小便、睡眠。

2. 其他相关病史

（1）有无药物过敏史。

（2）个人史：出生时情况？出生后发育喂养情况？

（3）既往史：既往有无经常患肺炎，反复发生心功能不全。

【体查要点】

1. 心率、呼吸、体重、特殊面容及全身合并畸形、精神状态、体温、发育营养状况。

2. 口唇、指（趾）端有无发绀，有无杵状指（趾）。

3. 心脏检查

（1）望诊：心前区有无隆起，心尖搏动的位置、强弱、范围。

（2）触诊：心尖区有无抬举冲动感及震颤。

（3）叩诊：可粗略估计心脏的位置及大小。

（4）听诊：注意心脏杂音的位置、性质、响度、时相及传导方向，初步判断先天性心脏病的类型。

4. 双肺是否有啰音。

5. 肝脏是否肿大及肝脏肿大的程度，肝颈回流征是阳性还是阴性。

6. 颜面及双下肢是否有水肿。

【辅助检查报告单展示】 见辅助检查。

【知识精要】

1. 临床表现

（1）房间隔缺损

1）症状：轻者无症状，重者表现体型瘦长、面色苍白、乏力、多汗、活动后气促和生长发育迟缓。肺循环血流增多易反复出现呼吸道感染，严重者早期出现心力衰竭。

2）体征：①第一心音亢进，肺动脉第二心音增强；②由于右心室容量增加，收缩时喷射血流时间延长，肺动脉瓣关闭更落后于主动脉瓣，出现不受呼吸影响的第二心音固定分裂；③由于右心室增大，大量的血流通过正常肺动脉瓣时（形成相对狭窄）在左第2肋间近胸骨旁可闻及2~3级喷射性收缩期杂音；④当肺循环超过体循环达1倍以上时，则在胸骨左下第4~5肋间隙处可出现三尖瓣相对狭窄的短促与低频的舒张早中期杂音。

（2）室间隔缺损

1）症状：轻者无明显症状，一般活动不受限制，生长发育不受影响。重者表现为生长迟缓，体重不增，有消瘦、喂养困难，活动后乏力、气短、多汗，易反复呼吸道感染，易导致充血性心力衰竭等。扩张的肺动脉压迫喉返神经，引起声音嘶哑。

2）体征：胸骨左缘 3～4 肋间可扪及震颤，可闻及 3～4/6 级以上全收缩期反流性杂音，向四周广泛传导，可扪及收缩期震颤。分流量大时，在心尖区可闻及二尖瓣相对狭窄的较柔和的舒张中期杂音。

（3）动脉导管未闭

1）症状：轻者无症状；重者咳嗽、气急、喂养困难、体重不增、生长发育落后等。分流量大者可有心前区突出、鸡胸等现象。

2）体征：胸骨左缘上方有一连续性"机器"样杂音，占整个收缩期和舒张期，常伴有震颤，向左锁骨下、颈部、背部传导。P_2 亢进，不易听出。分流量大者因相对性二尖瓣狭窄而在心尖区可闻及较短的舒张期杂音。

（4）法洛四联征

1）症状：①青紫：其程度和出现的早晚与肺动脉狭窄程度有关。多见于毛细血管丰富的浅表部位，如唇、指（趾）甲床、球结合膜等。活动及寒冷时加重；②喜蹲踞：每于行走、游戏时主动下蹲；③杵状指（趾）：发绀持续 6 个月以上出现，由于长期缺氧，使指（趾）端毛细血管扩张增生，局部软组织和骨组织增生肥大所致；④阵发性缺氧发作：多见于婴儿，发生的诱因为吃奶、哭吵、情绪激动、贫血、感染等，表现为阵发性呼吸困难，严重者可突然昏厥、抽搐、甚至死亡；⑤伴有生长发育落后。

2）体征：胸骨左缘 2～4 肋间可闻及 2～3/6 级粗糙喷射性收缩期杂音，P_2 减弱或消失。

2. 辅助检查

（1）房间隔缺损

1）X 线：对分流较大的房间隔缺损具有诊断价值。心脏外形轻至中度增大，以右心房及右心室为主，心胸比例大于 0.5。肺动脉段凸出，肺叶充血明显，主动脉影缩小。透视下可见肺动脉总干及分支随心脏搏动而一明一暗的"肺门舞蹈"征，心影略呈梨形。原发孔型房间隔缺损伴二尖瓣裂缺者，左心房及左心室增大。

2）超声心动图：M 型超声心动图可以显示右心房、右心室增大及室间隔的矛盾运动。二维超声可以显示房间隔缺损的位置及大小，结合彩色多普勒超声可以提高诊断的可靠性并能判断分流的方向，应用多普勒超声可以估测分流量的大小，估测右心室收缩压及肺动脉压力。而动态三维超声心动图可以从左房侧或右房侧直接观察到缺损的整体形态，观察缺损与毗邻结构的立体关系及其随心动周期的动态变化，有助于提高诊断的正确率。

（2）室间隔缺损

1）X 线：小型室间隔缺损 X 线检查无明显改变，或肺动脉段延长或轻微突出，肺野轻度充血。中型缺损心影轻度至中度增大，左、右心室增大，以左心室增大为主，主动脉弓影较小，肺动脉段扩张，肺野充血。大型缺损心影中度以上增大，呈二尖瓣型，左、右心室增大，多以右室增大为主，肺动脉段明显突出，肺野明显充血。当肺动脉高压转为双向或右向左分流时，出现艾森曼格综合征，主要特点为肺动脉主支增粗，而肺外血管影很少，宛如枯萎的秃枝，心影可基本正常或轻度增大。

2）超声心动图：可解剖定位和测量大小，但＜2mm的缺损可能不被发现。二维声可从多个切面显示缺损直接征象，回声中断的部位、时相、数目与大小等。彩色多普勒可显示分流束的起源、部位、数目大小及方向，一般为收缩期五彩镶嵌的左向右分流束。频谱多普勒超声可测量分流速度，计算跨隔压差和右室收缩压，估测肺动脉压。

（3）动脉导管未闭

1）X线：动脉导管细者心血管影可正常。大分流量者心胸比率增大，左心室增大，心尖向下扩张，左心房亦轻度增大。肺血增多，肺动脉段突出，肺门血管影增粗。

2）超声心动图：对诊断极有帮助。二维超声心动图可能直接探查到未闭合的动脉导管，常选用胸骨旁肺动脉长轴观或胸骨上主动脉长轴观。脉冲多普勒在动脉导管开口处可探测到典型的收缩期与舒张期连续性湍流频谱。叠加彩色多普勒可见到红色流柱出自降主动脉，通过未闭合导管沿肺动脉外侧壁流动；当重度肺动脉高压时，当肺动脉压超过主动脉时，可见蓝色流注自肺动脉经未闭合导管进入降主动脉。

（4）法洛四联征

1）X线：心脏大小一般正常或稍增大，典型者前后位心影呈"靴状"，即心尖圆钝上翘，肺动脉段凹陷，上纵隔较宽，肺门血管影缩小，两侧肺纹理减少，透亮度增加，年长儿可因侧支循环形成，肺野呈网状纹理，25%可见到右位主动脉弓阴影。

2）超声心动图：二维超声左室长轴切面可见到主动脉内径增宽，骑跨于室间隔之上，室间隔中断，并可判断主动脉骑跨的程度；大动脉短轴切面可见到右室流出道及肺动脉狭窄。此外，右心室、右心房内径增大，左心室内径缩小，彩色多普勒血流显像可见右心室直接将血液注入骑跨的主动脉内。

3. 诊断依据

（1）症状：表现为生长发育落后、消瘦、乏力、多汗、活动后气促，易患呼吸道感染及易并发心衰，当剧哭时可出现暂时青紫。

（2）结合胸部 X 线和心脏彩超检查的典型改变。必要时可行心导管检查。

4. 鉴别诊断 心内膜弹力纤维增生症：多数为 1 岁以内发病，主要表现为充血性心衰，急性或暴发型者在短时间内发生心衰，慢性者进展缓慢，患儿生长发育多落后。X 线改变以左心室肥大为明显，左心缘搏动多减弱。

5. 治疗

（1）房间隔缺损：小型房间隔缺损在 4 岁内有 15%的自然闭合率。一般在儿童时期进行修补。在排除其他合并畸形、严格掌握指征的情况下，房间隔缺损可通过导管介入封堵。年龄大于 2 岁，缺损边缘至上下腔静脉，冠状静脉窦右上肺之间距离≥5mm，至房室瓣距离≥7mm，可以选择介入治疗。

（2）室间隔缺损：有自然闭合的可能，中小型缺损可先在门诊随访至学龄前期，有临床症状如反复呼吸道感染和充血性心衰时进行抗感染、强心、利尿、扩血管等内科处理。大中型缺损有难以控制的充血性心衰时，应进行及时处理，予以手术治疗。

（3）动脉导管未闭：为防止心内膜炎，有效治疗和控制心功能不全和肺动脉高压，不同年龄、不同大小的动脉导管均应手术或经介入方法予以关闭。

（4）法洛四联征

1）一般护理：平时应经常饮水，预防感染，及时补液，防治脱水和并发症。

2）缺氧发作的治疗：轻者取胸膝位即可缓解，重者应立即吸氧，给予去氧肾上腺素每次 0.05mg/kg 静注，或普萘洛尔每次 0.1mg/kg。必要时也可皮下注射吗啡每次 0.1～0.2mg/kg。纠正酸中毒，给予 5%碳酸氢钠 1.5～5ml/kg，经常有缺氧发作者，可口服心得安每天 1～3mg/kg。

3）外科治疗：轻症患儿可考虑于 5～9 岁行一期根治手术，但临床症状明显者应在生后 6 个月后行根治术。对重症患儿也可先行姑息手术，待一般情况改善，肺血管发育好转后，再行根治术。

【复习思考题】

1. 简答题

（1）法洛四联征是由哪四种畸形组成？

（2）什么叫连续性杂音？

2. 病史采集训练　5 个月男婴，因咳嗽气促 5 天，面色发绀 1 天入院，该患儿生后反复患支气管肺炎和心力衰竭，平时常有吃奶或哭闹后口唇发绀，生长缓慢。请围绕主诉采集相关病史。

3. 病历分析　患儿，男，4 岁，平时常有气急和青紫，行走或游戏时喜主动下蹲片刻。体查：发育营养差，口唇及指趾甲床青紫，胸骨左缘第三肋间可闻及 3/6 级收缩期吹风样杂音，肺动脉第二音消失，其临床诊断及诊断依据是什么？一般首选哪项检查以明确诊断？如果做胸部 X 线检查，其最可能的改变是什么？其治疗原则是什么？

见习十（2） 心力衰竭

【见习要求】

1. 掌握心力衰竭的临床表现及诊断标准。

2. 掌握心力衰竭的治疗。

3. 了解心力衰竭的病因及病理生理。

【见习时数】 1学时。

【见习准备】

1. 典型患儿1人/小组。

2. 相关的辅助检查报告单。

【见习过程】

1. 教师讲授病史采集、体格检查要点，学生分组进病房采集病史，并做体格检查。

2. 学生回示教室，汇报病历摘要、阳性体征，提出必要的辅助检查并说明其目的。

3. 学生归纳临床特点，做出完整的诊断，并说明诊断依据。

4. 结合患儿的具体实际，教师以提问的方式小结。

【病史采集要点】

1. 现病史

（1）发病情况：急性或缓慢起病？

（2）发病原因或诱因：起病前是否有明显的引起心力衰竭的原因或诱因？

（3）主要症状：乏力、活动后气促、食欲减低、腹痛和咳嗽。

（4）伴随症状：端坐呼吸、水肿、尿量减少。

（5）病情演变：何时病情开始加重？表现如何？

（6）诊疗情况：在何处就诊过？做过哪些检查？用过何种药物及疗效如何？

（7）一般情况：精神、食欲、睡眠、大小便如何？

2. 其他相关病史

（1）有无药物过敏史。

（2）个人史：出生时情况、生长发育是否正常。

（3）既往有无特殊病史。

【体查要点】

1. 体温、脉搏、血压、呼吸、体位、神志。

2. 心脏 心尖搏动的位置、心界大小、心率、心律、心音、杂音。

3. 肺部 有无啰音。

4. 肝脾 有无肿大。

【辅助检查报告单展示】 见知识精要之辅助检查。

【知识精要】

1. 临床表现

（1）症状

1）年长儿：乏力、活动后气促、食欲减低、腹痛和咳嗽；端坐呼吸、水肿、尿少。

2）婴幼儿

呼吸浅快、表浅、频率可达 50～100 次/分，喂养困难、体重增长缓慢，烦躁多汗，哭声低弱。

（2）体征

1）心率增快、呼吸表浅、增速，颈静脉怒张，肝大、压痛，肝颈反流试验阳性。

2）端坐呼吸，肺底部湿啰音、水肿、尿量减少。

3）第一心音减低、奔马律。

2. 辅助检查

（1）胸部 X 线检查：心影多呈普遍性扩大，搏动减弱，肺纹理增多，肺门或肺门附近阴影增加，肺部瘀血。

（2）心电图检查：有助于病因诊断及指导洋地黄的应用。

（3）超声心动图检查：心室和心房扩大，M 型超声心动图显示心室收缩时间延长，射血分数降低。

3. 诊断依据　临床诊断依据：

1）安静时心率增快，婴儿>180 次/分，幼儿>160 次/分，不能用发热或缺氧解释。

2）呼吸困难，青紫突然加重，安静时呼吸达 60 次/分以上。

3）肝大，达肋下 3cm 以上，或在密切观察下短时间内较前增大，而不能以横膈下移等原因解释。

4）心音明显低钝，或出现奔马律。

5）突然烦躁不安，面色苍白或发灰，而不能用原有疾病解释。

6）尿少、下肢水肿，已经除外营养不良，肾炎、维生素 B_1 缺乏等原因。

上述 4 项为临床诊断的主要依据，尚可结合其他几项以及 1～2 项辅助检查进行综合分析。

4. 治疗　需重视病因治疗。

（1）一般治疗：休息，镇静，吸氧，纠正酸中毒、低血糖和低血钙；容易消化及富有营养的食品，减少钠盐的摄入。

（2）洋地黄类药物的治疗（表 10-1）。

表 10-1 洋地黄类药物的用法

洋地黄制剂	给药法	洋地黄化总量（mg/kg）	每日平均维持量
地高辛	口服	<2 岁 0.05～0.06 >2 岁 0.03～0.05（总 量不超过 1.5mg）	1/5 洋地黄化量, 分 两次
	静脉	口服量的 1/3～1/2	
西地兰	静脉	<2 岁 0.03～0.04 >2 岁 0.02～0.03	

1）洋地黄化：如病情重或不能口服者，可选用毛花苷丙（西地兰）或地高辛静脉注射，首次给予洋地黄化总量的 1/2，余量分 2 次，每隔 4～6 小时给予，多数患儿可于 8～12 小时内达到洋地黄化；能口服的患者开始给予口服地高辛，首次给洋地黄化总量的 1/3 或 1/2，余量分 2 次，每隔 6～8 小时给予。

2）维持量：洋地黄化后 12 小时开始给予维持量。

3）洋地黄使用注意事项：①了解患儿在 2～3 周内的洋地黄使用情况，以防药物中毒；②心肌炎应按常规剂量减少 1/3，且饱和时间不宜过快；③未成熟儿和 <2 周的新生儿按婴儿剂量减少 1/3～1/2；④避免使用钙剂；⑤应注意低血钾。

（3）利尿药。

（4）血管扩张药。

（5）其他药物：多巴胺。

【复习思考题】

1. 心力衰竭的诊断标准有哪些？

2. 心力衰竭怎样治疗？

笔记栏

见习十（3） 病毒性心肌炎

【见习要求】

1. 掌握病毒性心肌炎的临床表现及诊断标准。

2. 掌握病毒性心肌炎的治疗。

3. 了解病毒性心肌炎的病因及病理。

【见习时数】 1学时。

【见习准备】

1. 典型患儿1人/小组。

2. 相关的辅助检查报告单。

【见习过程】

1. 教师讲授病史采集、体格检查要点，学生分组进病房采集病史，并做体格检查。

2. 学生回示教室，汇报病历摘要、阳性体征，提出必要的辅助检查并说明其目的。

3. 学生归纳临床特点，做出完整的诊断，并说明诊断依据。

4. 结合患儿的具体实际，教师以提问的方式小结。

【病史采集要点】

1. 现病史

（1）发病情况：急性或缓慢起病？

（2）发病原因或诱因：最近 2～4 周内有无上呼吸道感染或腹泻等病毒感染症状。

（3）主要症状：乏力、活动受限、心悸、胸痛等症状。重症患者心力衰竭并严重心律失常，心源性休克。新生儿常见高热、反应低下、呼吸困难和发绀。

（4）伴随症状：精神萎靡、肺部湿啰音、肝脾大。

（5）病情演变：何时病情开始加重？表现如何？

（6）诊疗情况：在何处就诊过？做过哪些检查？用过何种药物及疗效如何？

（7）一般情况：精神、食欲、睡眠、大小便如何？

2. 其他相关病史

（1）过去史：询问平时体质如何，既往有无风湿病史，有无先天性心脏病史。

（2）个人史：询问曾接受哪些预防接种。

（3）家族史：询问家属中有无病毒感染病人，有无类似病史。

【体查要点】

1. 一般表现　一般病人面色欠佳。血压正常。心源性休克者：面色苍白、血压下降、皮肤湿冷、呼吸困难、脉搏细弱。心力衰竭者：端坐呼吸、面色苍白或发绀，两肺可出现湿啰音及肝脏增大，病程迁延者可有水肿。

2. 心脏　心界可扩大，心尖部第一心音低钝，心动过速或过缓，心律失常，部分有奔马律，可听到心包摩擦音，心尖部轻度收缩期杂音。

【辅助检查报告单展示】　见知识精要之辅助检查。

【知识精要】

1. 临床表现

（1）症状

1）部分起病隐匿，有乏力、活动受限、心悸、胸痛等症状。

2）重症者可发生心力衰竭并发严重心律失常、心源性休克。

3）部分呈慢性进程，演变为扩张性心肌病。

4）新生儿患病时病情进展快，常见高热、反应低下、呼吸困难和发绀，常有神经、肝和肺的并发症。

（2）体征

1）心脏轻度扩大、伴有心动过速、心音低钝及奔马律。

2）心脏明显扩大，肺部湿啰音及肝脾肿大，呼吸急促和发绀。

3）心源性休克，脉搏细弱、血压下降。

2. 辅助检查

（1）心电图

1）严重心律失常：各种期前收缩、室上性和实行心动过速、房颤和室颤、二度或三度房室传导阻滞。

2）心肌受累时：T 波低平，ST-T 改变。

（2）心肌损害的血生化指标

1）肌酸激酶（CPK）：在早期多有增高，其中以来自心肌的同工酶（CK-MB）为主。血清乳酸脱氢酶（SLDH）同工酶增高在心肌炎早期诊断中有提示意义。

2）心肌肌钙蛋白（cTnI 或 cTnT）：对心肌炎诊断的特异性更强，但敏感度不高。

（3）超声心动图检查：心房、心室扩大，心室收缩功能受损程度，有无心包积液以及瓣膜功能。

（4）病毒学检测：疾病早期可从咽拭子、咽冲洗液、粪便、血液中分离出病毒，但需要结合血清抗体测定才更有意义。恢复期血清抗体滴度比急性期有 4 倍以上增高，病程早期血中特异性 IgM 抗体滴度在 1：128 以上。

（5）心肌活检：诊断的金标准，应用有限。

3. 诊断依据

（1）临床诊断

1）心功能不全、心源性休克或心脑综合征。

2）心脏扩大 X 线、超声心动图检查具有表现之一。

3）心电图改变：以 R 波为主的 2 个或 2 个以上主要导联（Ⅰ、Ⅱ、aVF、V_5 导联）的 ST-T 改变持续 4 天以上伴动态变化，窦房、房室传导阻滞。完全性右或左束支传导阻滞，成联律、多型、多源、成对或并行期前收缩，非房室结及房室折返引起的异位性心动过速，低血压（新生儿除外）及异常 Q 波。

4）CK-MB 升高或心肌肌钙蛋白（cTnI 或 cTnT）阳性。

（2）病原学诊断

1）确诊指标：自心内膜、心肌、心包（活体组织检查、病理）或心包穿刺液检查发现以下之一可确诊：①分离到病毒；②用病毒核酸探针查到病毒核酸；③特异性病毒抗体阳性。

2）参考依据：①自粪便、咽拭子或血液中分离到病毒，且恢复期血清同型抗体滴度较第 1 份血清升高或降低 4 倍以上；②病程早期血中特异性 IgM 抗体阳性；③用核酸探针自患儿血中查到病毒核酸。

3）确诊依据：具备两项临床诊断依据可临床诊断。发病同时或发病前 1～3 周有病毒感染的证据支持诊断：①同时具备病原学确诊依据之一者，可确诊为病毒性心肌炎；②具备病原学参考依据之一者，可临床诊断为病毒性心肌炎；③凡不具备确诊依据，应给予必要大的治疗或随诊，根据病情变化，确诊或除外心肌炎。

4. 治疗

（1）休息：急性期需卧床休息，减轻心脏负荷。

（2）药物治疗

1）早期抗病毒治疗，但疗效不确定。

2）改善心肌营养：1,6-二磷酸果糖、大剂量维生素C、辅酶 Q10、维生素 E 和维生素 Bco。中药生脉饮、黄芪口服液等。

3）大剂量丙种球蛋白。

4）皮质激素：通常不使用。重型患者合并心源性休克、致死性心律失常（三度房室传导阻滞、室性心动过速）、心肌活体组织检查证实慢性自身免疫性心肌炎症反应者应足量、早期应用。

5）心律失常治疗。

6）其他治疗：利尿药、洋地黄和血管活性药物。

【复习思考题】

1. 病毒性心肌炎的诊断标准有哪些？

2. 病毒性心肌炎怎样治疗？

笔记栏

见习十一（1） 风 湿 热

【见习要求】

1. 掌握风湿热的临床表现及诊断标准。

2. 掌握风湿热的治疗及预防。

3. 熟悉风湿热的鉴别诊断。

4. 了解风湿热的病因及病理过程。

【见习时数】　1学时。

【见习准备】

1. 典型患儿1人/小组。

2. 典型的X线胸片、心电图、心脏彩超单各1份/小组。

【见习过程】

1. 教师讲授病史采集、体格检查要点，学生分组进病房采集病史，并做体格检查。

2. 学生回示教室，汇报病历摘要、阳性体征，提出必要的辅助检查并说明其目的；教师展示典型X线胸片、心电图、心脏彩超结果。

3. 学生归纳临床特点，做出完整的诊断，并说明诊断依据。

4. 结合患儿的具体实际，教师以提问的方式小结。

【病史采集要点】

1. 现病史

（1）发病情况：是否急性或缓慢起病？

（2）发病的原因或诱因：起病前1～6周是否有链球菌咽峡炎或扁桃体炎史？是否存在有引起病情加重的原因或诱因？发生在何季节？

（3）主要症状：是否有发热、皮疹？是否有游走性大关节红、肿、热、痛、活动受限？是否有心悸、劳力性气促、咳嗽、夜间不能平卧、水肿？是否有舞蹈样动作？

（4）伴随症状：是否有精神不振、面色苍白、多汗、纳差、疲倦、鼻出血、腹痛？

（5）病情演变：何时开始出现心悸、劳力性气促、咳嗽、夜间不能平卧、水肿？

（6）诊疗情况：在何处就诊过？做过哪些检查？用过何种药物及疗效如何？

（7）一般情况：精神、食欲、睡眠、大小便如何？

2. 其他相关病史

（1）有无青霉素等药物过敏史？

（2）既往有无上呼吸道感染、扁桃体炎、猩红热等病史？询问既往有无风湿热史？有无风湿性心脏瓣膜病史、关节炎、感染性心内膜炎、白血病等病史？

（3）居住条件如何？家族中是否有风湿病、风湿性心脏瓣膜病等病人？

【体查要点】

1. 体温、脉搏、呼吸、血压（婴幼儿常不合作）、体位、面容。

2. 全身皮肤是否有皮疹，肘、膝、腕、踝等关节伸面，或枕部、前额头皮以及胸、腰椎脊突的突起部位是否有皮下结节。

3. 是否存在呼吸困难、呼吸三凹征阳性、唇发绀；是否存在二尖瓣面容，颈静脉充盈。

4. 心脏 心尖搏动的位置，心界大小，心率、心律、心音、杂音、心包摩擦音，特别注意二尖瓣区、主动脉区是否有杂音。

5. 腹部 肝脏大小、肝颈回流征是否阳性，有无移动性浊音。

6. 颜面、下肢水肿情况。

【辅助检查报告单展示】 见知识精要之辅助检查。

【知识精要】

1. 临床表现

（1）一般表现

1）发热：急性起病者发热在 38～40℃间，无一定热型，1～2 周后转为低热；隐匿起病者仅有低热或无发热。

2）其他表现：可出现精神不振、疲倦、食欲减退、面色苍白、多汗、鼻出血、关节痛和腹痛等。个别病例可发生胸膜炎和肺炎。

（2）心脏炎：首发病例中 40%～50%累及心脏，多于发病 1～2 周内即出现症状。

1）心肌炎：轻者可无症状，重者伴不同程度心功能不全。常见体征有心动过速，心脏增大，心音减弱，可闻奔马律，心尖部收缩期吹风样杂音。X 线检查心脏扩大，心脏搏动减弱。心电图变化最常见为 PR 间期延长，伴 ST 段改变及 T 波低平。

2）心内膜炎：以二尖瓣受累最常见，主动脉瓣次之。心尖部可闻及二尖瓣关闭不全所引起的吹风样收缩期杂音，向腋下传导，以及二尖瓣相对狭窄所引起的舒张中期杂音；主动脉瓣关闭不全时，胸骨左缘第 3 肋间可闻及叹气样舒张期杂音。

3）心包炎：患儿有心前区疼痛，积液量少时心底部听到心包摩擦音；积液量多时，心音遥远，有颈静脉怒张、肝脾肿大等心包填塞征表现；ECG 示低电压，广泛 S-T 段抬高，以后 S-T 段下移，T 波平坦或倒置。临床上有心包炎表现者，提示心脏炎严重，易发生心力衰竭。

（3）关节炎：见于 50%～60%的患儿，典型者为游走性多关节炎，以膝、踝、肘、腕等大关节为主。局部红、肿、热、痛，每个受累关节症状持续数日后自行消退，愈后不留关节畸形，但此起彼伏，可延续 3～4 周。

（4）舞蹈病：占风湿热患儿的 3%～10%，常在溶血性链球菌咽峡炎后 1～6 个月出现。多见于女孩，累及锥体外系，其特征为面部和四肢肌肉的不自主、无目的的快速运动，如伸舌、歪嘴、皱眉、挤眼、耸肩、缩颈、语言障碍、书写困难、微细动作不协调，在兴奋或注意力集中时加剧，入睡后即消失。病程 1～3 个月，个别病例 1～2 年内反复发作。少数患儿遗留不同程度的神经精神后遗症，如性格改变、偏头痛、细微运动不协调。

（5）皮肤症状

1）皮下小结：发生于 2% ～16%的风湿热患儿，常伴心脏炎。皮下小结多存在于肘、膝、踝等关节伸面或枕、前额、棘突骨骼突起处，直径 0.1～1cm。硬而无压痛，与皮肤不粘连，2～4 周消失。

2）环形红斑：见于 6%～25%患儿，位于躯干及四肢近端屈侧，呈环形、半环形红斑，中心苍白，直径约 2.5cm。呈一过性，或时隐时现呈迁延性，可持续数周。

2. 辅助检查

1）血象：风湿热活动期白细胞计数增高伴核左移，常有轻度贫血，血小板计数正常。

2）急性炎症相关的检查项目血沉增快、C-反应蛋白（CRP）阳性、$\alpha 2$-球蛋白增高、黏蛋白增高等。

3）抗链球菌抗体测定抗链球菌溶血素 O（ASO）升高，或链球菌激酶（ASK）或抗脱氧核糖核酸酶 B、抗透明质酸酶（AH）升高。

4）有心肌炎者可有血清谷草转氨酶（AST）、乳酸脱氢酶（LDH）、肌酸磷酸激酶同工酶（CK-MB）、肌钙蛋白 I（cTn I）升高。

5）ECG 可见 P-R 间期延长、Ⅱ度Ⅰ型房室传导阻滞、ST-T 变化、非阵发性结性心动过速、房室肥大等。

6）X 线胸片肺纹理可增加，心影正常或增大。

7）心脏彩超检查确诊有无心包积液和心内膜炎心脏

瓣膜损害，并可判断房室肥大、左室收缩和舒张功能。

3. 诊断标准 1992 年修订的 Jones 诊断标准（表 11-1）。包括 3 个部分：①主要表现；②次要表现；③链球菌感染的证据。在确定有链球菌感染的前提下，有两项主要表现，或一项主要表现和两项次要表现时即可做出诊断。近年由于风湿热不典型和轻症病例增多，如果强行执行标准，易造成诊断失误，因此，2002～2003 年 WHO 标准对风湿热进行了分类诊断，并作出了如下改变：①对伴有风湿性心脏病的复发性风湿热的诊断明显放宽，只需具有两项次要表现及前驱链球菌感染证据即可确立诊断；②对隐匿发病的风湿性心脏炎和舞蹈病的诊断也放宽，不需要其他主要表现，即使前驱链球菌感染证据缺如，也可作出诊断；③对多关节炎、多关节痛或单关节炎可能发展为风湿热给予重视，以避免误诊及漏诊。

确诊风湿热后，应尽可能明确发病类型，应特别了解是否存在心脏损害。以往有风湿热病史者，应明确是否有风湿热活动。

以下三种情况提示风湿活动的持续存在：①体温不能恢复正常，体重不增加，易疲劳；②脉搏快，心率不正常，易有变化；③血沉增快，CRP 阳性，抗链球菌抗体滴度不下降或中性粒细胞计数增高。

表 11-1 风湿热诊断标准

主要表现	次要表现	链球菌感染证据
心脏炎	发热	近期猩红热病史
多关节炎	关节痛	咽拭培养溶血性链球
舞蹈病	血沉增快	菌阳性
环形红斑	CRP 阳性、白细胞增多、贫血	ASO 升高或风湿热抗

续表

主要表现	次要表现	链球菌感染证据
皮下小结	心电图：P-R 间期延长、QT 间期延长	链球菌抗体增高

注：1. 如关节炎已列为主要表现，则关节痛不能作为一项次要表现。

2. 如心脏炎已列为主要表现，则心电图不能作为一项次要表现。如有前驱的链球菌感染证据，并有 2 项主要表现或 1 项主要表现加 2 项次要表现，高度提示可能为急性风湿热。但对以下 3 种情况，又找不到风湿病因者，可不必严格遵循上述诊断标准：①以舞蹈病为唯一临床表现者；②隐匿发病或缓慢发生的心脏炎；③有风湿热史或现患风湿性心脏病，当次感染 A组链球菌时，有风湿热复发的高度危险者

4. 鉴别诊断

（1）与风湿性关节炎的鉴别

1）幼年类风湿性关节炎：3 岁以下小孩多见，常侵犯趾、指小关节，关节炎无游走性特点。反复发作后遗留关节畸形，X 线骨关节摄片可见关节面破坏、关节间隙变窄和邻近骨骼骨质疏松。

2）急性化脓性关节炎：为全身脓毒血症的局部表现，感染中毒症状重，多为大关节受累，血培养阳性，金黄色葡萄球菌感染多见。

3）急性白血病：除发热、关节疼痛外，有贫血、出血倾向、肝大、脾大及淋巴结肿大，外周血片可见幼稚白细胞，骨髓检查可确诊。

（2）与风湿性心脏炎的鉴别诊断

1）感染性心内膜炎：先心病或风心病合并感染性心内膜炎时，易与风湿性心脏病伴风湿活动混淆，贫血、脾肿大、皮肤瘀斑或其他栓塞症状有助诊断，血培养可呈阳性，超声心动图可见心瓣膜或心内膜有赘生物。

2）病毒性心肌炎：病毒性心肌炎一般杂音不明显，较少发生心内膜炎，出现早搏者多见，可找到相应病毒感染证据。

5. 治疗和预防

（1）休息：急性期无心脏炎者卧床休息2周，随后于2周内逐渐恢复到正常活动；心脏炎无心衰者卧床休息4周，随后于4周内逐渐恢复活动；心脏炎伴心衰者卧床休息至少8周，随后于2~3个月内逐渐恢复活动。

（2）消除链球菌感染：青霉素80万单位，肌注，每日二次，连续2周。对青霉素过敏者可改用红霉素。

（3）抗风湿热治疗

1）无心脏炎者：阿司匹林 80~100mg/（kg·d），最大量<3g/d，2周后逐渐减量，疗程4~8周。

2）心脏炎时宜早期使用肾上腺皮质激素，波尼松2mg/（kg·d），最大量<60mg/d，2~4周后减量，总疗程8~12周。

（4）充血性心力衰竭的治疗：凡发生心力衰竭者，均视为心脏炎复发，应立即给予静脉注射大剂量肾上腺皮质激素。多数病例在有效的抗风湿热治疗2~3天后，症状即可缓解，应慎用或不用洋地黄。必须使用强心剂时，宜用快速制剂，剂量偏小，不必洋地黄化，不宜维持给药，以防洋地黄中毒。利尿剂、血管扩张剂及血管活性药物有一定效果。

（5）舞蹈病的治疗：本症有自限性，尚无特效治疗，仅采用支持及对症处理，可给予镇静剂。

（6）预防

1）改善生活环境，增强体质，减少链球菌咽峡炎的发生。

2）早期诊断和治疗链球菌咽峡炎，一旦确诊应及早给予青霉素肌注10天。

3）确诊风湿热后，应长期使用抗菌药物预防风湿热复发。长效青霉素120万单位，每月肌注1次为首选方案。预防期一般不少于5年，最好持续到25岁；对青霉素过敏者可选用红霉素，每月口服6～7天，持续时间同前；有风湿性心脏病者，宜作终身预防用药。

【复习思考题】

1. 简答题

（1）简述风湿热的诊断标准。

（2）简述风湿热的治疗原则。

（3）为什么强调预防风湿热复发？常用何种药物？疗程和用法如何？

2. 病例分析 患儿，女，10岁，因间歇发热伴咳嗽20天，气促、不能平卧10天入院。

患儿20天前不明原因出现发热，最高体温39℃，无畏寒、寒战，伴阵发性咳嗽，每次4～5声，吐少许白色黏液痰，咳嗽剧烈时呕吐，在当地医院拟"感冒"治疗无明显好转。近10天不明原因出现气促、活动时气促加重，夜间不能平卧。起病以来精神、食欲欠佳，睡眠不安，大、小便较平时减少。

第一胎，足月顺产，生后母乳喂养至1岁，按时添加辅食，生长发育可。

既往体质一般，1年前有腕关节及肩关节疼痛史。否认传染病及遗传病史，无外伤、手术及药物过敏史，无输血史。

家族中无特殊病史可查。

体格检查：T38.9℃，HR168次/分，R36次/分，W40kg BP105/65mmHg。发育营养一般，神志清楚，精神差，气促，面色苍白。全身皮肤无皮疹及出血点，浅表淋巴结不肿大。头颅、五官无畸形，颜面、眼睑轻度水肿，唇无发绀，咽充血，双扁桃体Ⅱ度肿大，表面无脓性分泌物。双肺呼吸音粗，可闻及中小水泡音。心界扩大，心率168次/分，律齐，心音低钝，二尖瓣区可闻及Ⅲ级全收缩期吹风样杂音，向腋下传导；主动脉瓣区可闻舒张期叹气样杂音。腹平软，肝肋下2.5cm，质软；脾未扪及。四肢关节无畸形及活动障碍，膝反射存在，病理征阴性。实验室检查：血常规：WBC 15.6×10^9/L，N 0.82，L 0.18，PLT 231×10^9/L，Hb 78g/L，血沉55cm/h，ASO1350U/L，C-反应蛋白阳性。X线胸片：肺纹理增加，心影增大。心电图：非阵发性房性心动过速，频发房性早搏，Ⅱ、Ⅲ、AVF、$V_3 \sim V_6$ 导联T波低平，肢体导联低电压。彩色B超：全心扩大，二尖瓣重度关闭不全并赘生物形成，主动脉瓣中度关闭不全，心包积液。

（1）该患儿的病史特点如何？

（2）请写出该患儿的诊断。

（3）该怎样处理？

笔记栏

见习十一（2） 川 崎 病

【见习要求】

1. 掌握川崎病的临床表现及诊断标准。

2. 掌握川崎病的治疗。

3. 了解川崎病的病因及病理。

【见习时数】　1学时。

【见习准备】

1. 典型患儿1人/小组。

2. 相关的辅助检查报告单。

【见习过程】

1. 教师讲授病史采集、体格检查要点，学生分组进病房采集病史，并做体格检查。

2. 学生回示教室，汇报病历摘要、阳性体征，提出必要的辅助检查并说明其目的。

3. 学生归纳临床特点，做出完整的诊断，并说明诊断依据。

4. 结合患儿的具体实际，教师以提问的方式小结。

【病史采集要点】

1. 现病史

（1）发病情况：急性或缓慢起病?

（2）发病原因或诱因：起病前是否有明显的感染病史或确切诱因?

（3）主要症状：发热，皮肤、黏膜、淋巴结受损表现及四肢末端肿胀。严重时可出现多器官、多系统受累表现。

（4）伴随症状：激惹、烦躁不安、胸闷、心慌、呕吐、腹泻、腹痛、黄疸等表现。咳嗽、流涕、关节肿痛及小便改变。

（5）病情演变：何时病情开始加重? 表现如何?

（6）诊疗情况：在何处就诊过? 做过哪些检查? 用过何种药物及疗效如何?

（7）一般情况：精神、食欲、睡眠、大小便如何?

2. 其他相关病史

（1）过去史：有无先天性心脏病、心内膜弹力纤维增生症、病毒性心肌炎、风湿热、猩红热等病史。

（2）个人史：询问患儿喂养史及预防接种史。询问有无药物过敏史。

（3）家族史：询问家属中有无类似发病病人。

【体查要点】

1. 体温、脉搏、呼吸、体位、神志。

2. 黏膜改变　唇黏膜充血、皲裂，口腔黏膜弥漫充血，杨梅舌，眼球结膜充血。

3. 皮肤　皮疹，卡介苗接种处重现红斑、疱疹或结痂，肛周皮肤发红、脱皮。

4. 颈部淋巴结肿大情况。

5. 手足　掌跖红斑，手足硬性水肿，指、趾甲与皮肤交界处出现膜状脱皮。

6. 心脏　心尖搏动的位置、心界大小、心率、心律、心音、杂音。

【辅助检查报告单展示】　见知识精要之辅助检查。

【知识精要】

1. 临床表现　本病呈散发或小流行，四季均可发病，发病年龄以婴幼儿多见。

（1）主要表现

1）发热：39～40℃以上，持续 7～14 天或更长，呈稽留热或弛张热，抗生素治疗无效。

2）球结合膜充血：于起病 3～4 天，无脓性分泌物，热退后消散。

3）唇及口腔表现：唇充血皲裂，口腔黏膜弥漫充血，舌乳头突起、充血，呈草莓舌。

4）手足症状：急性期手足硬性水肿和掌跖红斑，恢复期指（趾）端甲下和皮肤交界处出现膜状脱皮，指（趾）甲有横沟，重症指（趾）甲亦可脱落。

5）皮肤表现：多形性红斑和猩红热样皮疹，常在第1周出现。肛周皮肤发红、脱皮。

6）颈淋巴结肿大：单侧或双侧，坚硬有触痛，但表面不红，无化脓。病初出现，热退时消散。

（2）心脏表现：于病程1~6周可出现心包炎、心肌炎、心内膜炎、心律失常。冠状动脉损害多发生在病程第2~4周，但也可出现在疾病恢复期。心肌梗死和冠状动脉瘤破裂可致心源性休克甚至猝死。

（3）其他表现：可有间质性肺炎、无菌性脑膜炎、消化系统症状（腹痛、呕吐、腹泻、麻痹性肠梗阻、肝大、黄疸等）、关节痛和关节炎。

2. 辅助检查

（1）血液检查：白细胞计数升高，且以中性占优势，伴核左移。轻度贫血，早期血小板数正常，以后升高。血沉增快，C-反应蛋白增高等急相蛋白、血浆纤维蛋白原和血浆黏度增高，血清转氨酶增高。

（2）免疫学检查：血清 IgG、IgA、IgM、IgE 和血循环免疫复合物升高，总补体和 C3 正常或增高。

（3）心血管系统检查

1）心电图：早期为非特异性 ST-T 变化；心包炎时可有广泛 ST 段抬高和低电压；心肌梗死时 ST 段明显抬高、T 波倒置及异常 Q 波。

2）超声心动图：急性期可见心包积液，左室内径增大，二尖瓣、主动脉瓣、三尖瓣反流；可有冠状动脉扩张（直径>3mm，≤4mm 为轻度；4~7mm 中度）、冠状动脉瘤（≥8mm）、冠状动脉狭窄。

3）冠状动脉造影：超声波检查有多发性冠状动脉瘤、

或心电图有心肌缺血者，应进行冠状动脉造影，以观察冠状动脉病变程度，指导治疗。

4）胸部 X 线：可见肺纹理增多、模糊或有片状阴影，心影可扩大。

3. 诊断依据 本病的诊断主要依靠临床表现和排除其他类似的发疹性疾病，实验室检查仅作参考。

日本 MCLS 研究会的诊断标准定为：持续发热 5 天以上，伴有下列 5 项临床表现中 4 项者，排除其他疾病后，即可诊断川崎病：①四肢变化：急性期掌跖红斑，手足硬性水肿；恢复期指（趾）端脱皮；②多形性红斑；③结合膜充血，非化脓性；④唇充血皲裂，口腔黏膜弥漫充血，舌乳头突起、充血，呈草莓舌；⑤颈部淋巴结肿大。

如 5 项临床表现中不足 4 项，但超声心动图有冠状动脉损害，亦可确诊为川崎病。

一旦作出 MCLS 的诊断即应进行各种心血管检查，以便及时评估心血管病变。

鉴别诊断：在鉴别诊断方面需排除：渗出性多形性红斑、幼年特发性关节炎全身型、败血症和猩红热相鉴别。

（1）渗出性多形红斑：婴儿少见，皮疹范围广泛，有疱疹及皮肤糜烂出血，有口腔溃疡。

（2）幼年特发性关节炎全身型：无眼结膜充血，无口唇发红、皲裂，无手足硬肿 及指端膜状脱皮，无冠状动脉损害。

（3）败血症：亦可有发热、皮疹、淋巴结肿大等表现，但血培养阳性，抗生素治疗有效。

4. 治疗 主要是对症与支持疗法，包括减轻血管炎症和对抗血小板凝集。

（1）阿司匹林：为首选药物，具有抗炎、抗凝作用。每天 30～50mg/kg；退热后 3 天逐渐减量，2 周左右减至每天 3～5mg/kg，持续 6～8 周。有冠状动脉病变者需延长用药时间，直至冠状动脉恢复正常。

（2）大剂量丙种球蛋白静脉滴注（HDIVIG）：早期（病程 10 天以内）应用，可迅速退热，预防冠状动脉病变的发生，尤其适用于具有发生动脉瘤高危因素者（男性婴儿，C-反应蛋白明显增高者，早期血小板数 $<20\times10^9$/L）。剂量为 1～2g/kg 于 8～12 小时静脉缓慢输入。部分患儿对 IVIG 效果不好，可重复使用 1～2 次，但约 1%～2% 的病例仍然无效。应用过 IVIG 的患儿在 9 个月内不宜进行麻疹、风疹、腮腺炎等疫苗的预防接种。

（3）糖皮质激素：可促进血栓形成，一般不用。IVIG 治疗无效的患儿可考虑使用，亦可与阿司匹林和潘生丁合并应用，常用泼尼松 1～2mg/（kg·d），用药 2～4 周。

（4）其他：①抗血小板聚集：除阿司匹林外可加用潘生丁 3～5mg/（kg·d）；②对症治疗：根据病情给予对症及支持疗法，如补液、护肝、控制心衰、纠正心律失常等，有心肌梗死时应及时进行溶栓治疗；③心脏手术：严重的冠状动脉病变者需要进行冠状动脉搭桥术。

【复习思考题】

1. 川崎病的诊断标准有哪些？

2. 川崎病患儿治愈出院时检查无冠状动脉病变，为何还要随访做心脏检查？

3. **病例分析** 患儿，男，8 个月，因发热 7 天，眼睛红伴皮疹 3 天入院。

患儿 7 天前无明显诱因出现发热，最高体温 39.8℃，无畏寒、寒战，服退热药体温可下降，但不久又上升，在当地医院给予"青霉素、病毒唑"输液治疗无好转。3天前开始双眼红肿、全身皮肤出现皮疹，发热时皮疹更明显，热退后皮疹颜色变淡。病后食欲差，发热时精神差，热退后精神可，大便干结、小便黄。

患儿系第一胎，足月平产，新法接生，母乳喂养至今，6个月独坐，现会叫爸爸，按时预防接种。

既往体质可，无特殊病史可寻，否认传染病及遗传病史，无外伤、手术及药物过敏史，无输血史。

家族中无特殊病史可查。

体格检查：T39.5℃，HR178次/分，R40次/分，W8kg。发育营养一般，神志清楚，精神差。全身皮肤可见散在红色斑丘疹，左侧颈部扪及一红枣大小淋巴结，质软、表面光滑、无明显压痛。头颅、五官无畸形，双眼睑轻度水肿，两眼球结膜充血明显，无分泌物。唇黏膜红、皲裂，咽充血，双扁桃体Ⅱ度肿大，表面无脓性分泌物。双肺呼吸音粗，未闻及干湿啰音。心率178次/分，律齐，心音有力，未闻及病理性杂音。腹平软，肝肋下2.5cm，质软；脾未扪及。四肢关节无畸形及活动障碍，双足背及足趾硬性肿胀，指、趾末端无脱皮，膝反射存在，病理征阴性。

实验室检查：血常规：WBC19.6×10^9/L，N0.82，L0.18，PLT 356×10^9/L，Hb105g/L。血沉 68cm/h。C-反应蛋白35mg/L 心脏彩超未见明显异常。

（1）该患儿的病史特点如何？

（2）请写出该患儿的诊断。

（3）该怎样处理？

笔记栏

见习十一（3） 唐氏综合征

【见习目的】

1. 掌握 21-三体综合征的临床特征及诊断。

2. 熟悉 21-三体综合征的细胞遗传学分型。

3. 了解 21-三体综合征的鉴别诊断及遗传咨询、治疗。

【见习时数】 1 学时。

【见习准备】

1. 典型患儿 1 人/组。

2. 染色体核型分析报告单一份。

【见习过程】

1. 教师讲授病史采集、体格检查要点，学生分组进病房采集病史，并做体格检查。

2. 学生回示教室，汇报病历摘要、阳性体征，提出必要的辅助检查并说明其目的。

3. 学生归纳临床特点，做出完整的诊断，并说明诊断依据。

4. 结合患儿的具体实际，教师以提问的方式总结。

【病史采集要点】

1. 现病史

（1）发病情况：急性或缓慢起病？

（2）发病原因及诱因：是否存在明确的病因或诱因？

（3）主要症状：是否有喂养困难、嗜睡、智能落后、生长发育迟缓、特殊面容、反复感染等？

（4）病情演变：起病以来病情是否有加重或缓解？与哪些因素有关？

（5）诊疗情况：在何处就诊过？做过哪些检查？用过何种药物及疗效如何？

（6）一般情况：精神、反应、食欲、睡眠、大小便如何？

2. 其他相关病史

（1）过去史：是否曾诊断过患有先天性心脏病、白血病、甲状腺功能减低症、性腺发育不良、白内障、脐疝、气管食管漏、癫痫、肺炎、肠炎、十二指肠闭锁等消化道畸形？

（2）个人史：出生时有无低体重、窒息、早产？生后有无呼吸困难？智力及动作发育如何？

（3）母亲妊娠史：母亲是否为高龄产妇？母孕早期是否接触致畸、致诱变物质？母孕早期是否有病毒感染史？有无妊高征、羊水过多？

（4）家族史：父母有无智力低下？是否检查过染色体？家族中是否有同类患儿？

【体查要点】

1. 体温、脉搏、呼吸、反应情况。

2. 特殊外貌、生长发育落后。

3. 皮纹特点　通贯掌，指、趾纹改变。

4. 智能低下。

5. 四肢短小、肌张力低下。

6. 其他畸形。

7. 心脏　是否有杂音。

【辅助检查报告单展示】 见知识精要之辅助检查。

【知识精要】

1. 临床表现 21-三体综合征患儿的主要特征为智能落后、特殊面容和生长发育迟缓，并可伴有多种畸形。临床表现的严重程度随异常细胞核型所占百分比而异。

（1）智能落后：本病最突出、最严重的临床表现。绝大部分患儿都有不同程度的智能发育障碍，随年龄的增长日益明显。嵌合体型患儿若正常细胞比例较大则智能障碍较轻。

（2）特殊面容：表情呆滞，眼距宽、眼裂小、双眼外眦上斜，鼻根低平，外耳小、硬腭窄小，常张口伸舌，流涎多。头小而圆，前囟大且关闭延迟，颈短而宽，常呈现嗜睡和喂养困难。

（3）生长发育迟缓：身材矮小，骨龄落后于实际年龄，出牙迟且顺序异常；四肢短，韧带松弛，关节过度弯曲；肌张力低下。手指粗短，小指尤短，中间指骨短宽且向内弯曲。

（4）伴发畸形：约50%患儿伴有先天性心脏病，其次是消化道畸形。先天性甲状腺功能减退症和急性淋巴细胞性白血病的发生率明显高于正常人群。免疫功能低下，易患感染性疾病。部分男孩可有隐睾，成年后大多无生育能力。女孩无月经，仅少数可有生育能力。

（5）皮肤纹理特征：通贯手，atd 角增大；第4、5指桡箕增多。

2. 辅助检查

（1）细胞遗传学检查：按染色体核型分析可将 21-三体综合征患儿分为三型。

1）标准型：约占患儿总数的95%，患儿核型为47，XX（或 XY），+21。

2）易位型：占 2.5%～5%，染色体总数为 46 条，其中一条是额外的 21 号染色体的长臂与一条近端着丝粒染色体长臂形成的易位染色体，称罗伯逊易位，亦称着丝粒融合。以 14 号染色体为主，少数为 15 号或 13 号染色体，最常见核型为 46，XY（或 XX），–14，+t（14q21q）。

3）嵌合体型：此型占 2%～4%，由于受精卵在早期分裂过程中发生了 21 号染色体不分离，患儿体内存在两种细胞系，一为正常细胞，一为 21-三体细胞，形成嵌合体，其核型为 46，XY（或 XX）/47，XY（或 XX），+21。此型患儿临床表现的严重程度与异常细胞所占比例有关。

（2）荧光原位杂交：以 21 号染色体的相应部位序列作探针，与外周血中的淋巴细胞或羊水细胞进行杂交，可快速、准确进行诊断。在本病患者的细胞中呈现 3 个 21 号染色体的荧光信号。若选择 DS 关键决定区域的特异序列作探针进行 FISH 杂交分析，可以对第 21 号常染色体的异常部位进行精确定位，从而提高检测第 21 号染色体数目和结构异常的精确性。

3. 诊断依据 典型病例根据其特殊面容、智能与生长发育迟缓、皮肤纹理特点，即可确定诊断，但应作染色体核型分析以确诊，新生儿或症状不典型者更需进行核型分析确诊。

4. 鉴别诊断 本病应与先天性甲状腺功能减低症鉴别，后者在出生后可有颜面黏液性水肿、头发干燥、皮肤粗糙、喂养困难、腹胀、便秘等症状，舌大而厚，但无本症的特殊面容。可检测血清 TSH、T_4 和染色体核型分析进行鉴别。

5. 遗传咨询 标准型 21-三体综合征的再发风险

为 1%，孕母年龄愈大，风险率愈高，>35 岁者发病率明显上升。少数有生育能力的女性患者，其子代发病概率为 50%。在易位型中，再发风险为 4%～10%，但若母亲为 21q22q 平衡易位携带者，子代发病风险率为 100%。对高危孕妇做相应产前诊断，以预防本病患儿出生。预防措施应包括：①保护环境，避免接触致畸、诱变物质；②婚前检查和生育指导；③遗传咨询；④产前诊断等。

6. 产前筛查 对高危孕妇可常规做羊水细胞或绒毛膜细胞染色体检查，进行产前诊断。目前在孕妇中进行孕早期或者孕中期 21-三体综合征产前筛查，采用测定孕妇血清 β 绒毛膜促性腺激素（β-HCG）、甲胎蛋白（AFP）、游离雌三醇（FE_3），根据孕妇检测此三项值的结果，并结合孕妇年龄，计算出本病的危险度，以决定是否进行产前诊断。羊水细胞染色体核型分析是本病产前诊断的确诊方法，其常见核型与外周血细胞染色体核型相同。采用这一方法可以检出大约 50%～75%的 21-三体综合征胎儿。此外，通过 B 超测量胎儿颈项皮肤厚度也是诊断 21-三体综合征的重要指标。高通量 DNA 排序技术可无创性产前诊断唐氏综合征。

7. 治疗 目前无有效治疗方法。教育和训练对增强患儿的体力、生活能力以及延长生命极为重要。对患儿宜注意预防感染，如伴有先天性心脏病、胃肠道或其他畸形，可考虑手术矫治。

【复习思考题】

1. 21-三体综合征主要的临床表现有哪些？

2. 21-三体综合征与先天性甲状腺功能减低症的鉴别？

见习十一（4） 先天性甲状腺功能低下

【见习目的】

1. 熟悉先天性甲状腺功能减退症的发病机制。

2. 掌握先天性甲状腺功能减退症的临床表现与诊断。

3. 掌握先天性甲状腺功能减退症的治疗和预防。

【见习时数】 1学时。

【见习准备】

1. 典型患儿1人/组。

2. 相关辅助检查报告单。

【见习过程】

1. 教师讲授病史采集、体格检查要点，学生分组进病房采集病史，并做体格检查。

2. 学生回示教室，汇报病历摘要、阳性体征，提出必要的辅助检查并说明其目的。

3. 学生归纳临床特点，做出完整的诊断，并说明诊断依据。

4. 结合患儿的具体实际，教师以提问的方式小结。

【病史采集要点】

1. 现病史

（1）发病情况：是否急性或缓慢起病？发病年龄？

（2）发病原因及诱因：是否存在明确的病因或诱因？

（3）主要症状：新生儿期是否有黄疸时间延长、喂养困难、不吃、不哭、声音嘶哑、便秘、腹胀、体温低等？婴幼儿期是否有智力异常、体型不匀称、躯干长、肢体短、手足凉、皮肤干粗、食欲低下、便秘、出牙迟、说话晚、运动发育迟缓、记忆力差、反应慢、嗜睡？学龄期是否有反应差、代谢低下、学习成绩差、颜面黏液性水肿、睡眠障碍、假性性早熟表现（乳房增大，睾丸增大）？

（4）病情演变：起病以来病情是否有加重或缓解？与哪些因素有关？

（5）诊疗情况：在何处就诊过？做过哪些检查？用过何种药物及疗效如何？

（6）一般情况：精神、食欲、睡眠、大小便如何？

2. 其他相关病史

（1）有无药物过敏史？

（2）个人史：出生史母亲妊娠期是否有胎动减少？是否为过期产、出生体重大？是否为巨大儿，但身长短？

（3）家族史：有无甲状腺疾病家族史？母亲有无甲状腺功能亢进史？妊娠期有无服用抗甲状腺药物？

（4）流行病史：当地是否有甲状腺功能减退症流行？

（5）母亲妊娠史：母孕期是否患甲状腺功能亢进或其他自身免疫性疾病？是否服用抗甲状腺药物？

【体查要点】

1. 体温、脉搏、呼吸、血压。

2. 特殊面容 颈短，头大，皮肤苍黄、干燥，毛发稀少，面部黏液水肿，眼睑水肿，眼距宽，鼻梁宽平，舌大而宽厚，常伸出口外。

3. 皮肤毛发 皮肤是否有黄疸、干而粗糙、凉而少汗、黏液性水肿，头发稀少而干枯、无光泽。

4. 心率、心律、心音。

5. 神经系统 表情淡漠、反应迟钝、运动及语言发育落后、肌张力低。

6. 生长发育 非匀称性身材矮小，躯干长而四肢短小，生长速度缓慢，手宽、指短，出牙和换牙延迟。

【辅助检查报告单展示】 见知识精要之辅助检查。

【知识精要】

1. 临床表现 患儿的主要临床特征为生长发育落后和基础代谢率降低，先天性甲状腺功能减退症可伴有智能低下。

（1）新生儿期：患儿常为过期产，出生体重常大于第90百分位数，生理性黄疸期常长达2周以上，胎便排出延迟，出生后即有腹胀、便秘，易误诊为巨结肠；患儿多睡，对外界反应迟钝，喂养困难，哭声低，声音嘶哑，体温低，末梢循环差，皮肤出现斑纹或有硬肿现象。以上症状和体征缺乏特异性，易被误诊为其他疾病。

（2）典型症状：多数患儿常在出生半年后症状明显而就诊。

1）特殊面容和体态：颈短，头大，皮肤苍黄、干燥，毛发稀少、无光泽，面部黏液水肿，眼睑水肿，眼距宽，鼻梁宽平，舌大而宽厚，常伸出口外。腹部膨隆，常有脐疝。患儿身材矮小，躯干长而四肢短小，上部量/下部量＞1.5，腹部膨隆，常有脐疝。

2）神经系统：智能低下，表情呆板、淡漠，神经反射迟钝，动作发育迟缓。

3）生理功能低下：精神、食欲差，安静少哭，不善活动，对周围事物反应少，嗜睡，声音低哑，体温低而怕冷。脉搏及呼吸均缓慢，心音低钝，心电图呈低电压、P—R间期延长，T波平坦等改变。全身肌张力较低，肠蠕动减慢，腹胀和便秘。

（3）地方性甲状腺功能减退症：因胎儿期即有碘缺乏而不能合成足量甲状腺激素，影响中枢神经系统发育，临床表现为两种不同的症候群，但可交叉重叠：

1）"神经性"综合征：重度或中度智能低下、表情淡漠、共济失调、痉挛性瘫痪、聋哑，但身材正常且甲状腺功能正常或仅轻度减低。

2）"黏液水肿性"综合征：以显著的生长发育和性发育落后、黏液水肿、智能低下为特征，血清 T_4 降低，TSH 增高，约25%患儿有甲状腺肿大。

（4）TSH 和 TRH 分泌不足：患儿常保留部分甲状腺激素分泌功能，临床症状较轻，但常有其他垂体激素缺乏的症状如低血糖，小阴茎或尿崩症等。

2. 辅助检查　先天性甲状腺功能减退症在早期严重损害小儿的神经系统功能，但该病的治疗容易且疗效颇佳，因此早期确诊至为重要。

（1）新生儿筛查：我国颁布的《母婴保健法》已将此病列入法定的筛查内容之一。目前国内、外大部分采用出生后2～3天的新生儿干血滴纸片检测 TSH 浓度作为初筛，结果>15～20mU/L 时，再采集血标本检测血清 T_4 和 TSH 以确诊。

（2）血清 T_4、T_3、TSH 测定：任何新生儿筛查结果可疑或临床有可疑症状的小儿都应检测血清 T_4 和 TSH 浓度，如 T_4 降低，TSH 明显增高时确诊；血清 T_3 在甲状腺功能减退时可能降低或正常。

（3）TRH 刺激试验：对疑有 TSH 或 TRH 分泌不足的患儿，可按 7μg/kg 静注 TRH，正常者在注射后 20～30 分钟出现 TSH 上升峰，90 分钟后回至基础值。不出现反应峰时应考虑垂体病变；相反，TSH 反应峰甚高或持续时间延长，则提示下丘脑病变。

（4）骨龄测定：摄手腕骨 X 线片，可以判断患儿骨龄，以作为辅助诊断。

（5）核素检查：可采用静注 ^{99m}Tc 后以单光子发射计算机体层摄影，检查患儿甲状腺发育情况及甲状腺的大小、形状和位置。

3. 诊断依据

（1）临床症状、体征。

（2）甲状腺功能测定：T_4 降低、TSH 明显升高。

4. 鉴别诊断

（1）先天性巨结肠：出生后即开始便秘、腹胀，常有脐疝，但其面容、精神反应及哭声等均正常，钡灌肠检查可见结肠痉挛段与扩张段，血 T_3、T_4、TSH 正常。

（2）21-三体综合征：患儿智能、动作发育均迟缓，有特殊面容：眼距宽、外 眼角上斜、鼻梁低、舌外伸，关节松弛，皮肤和毛发正常，无黏液水肿。染色体核型分析有助鉴别。

（3）佝偻病：有动作发育迟缓、生长落后等表现，但智能正常，皮肤正常，无甲状腺功能低下特殊面容，有佝偻病体征，血生化和骨骼 X 线片可以协助诊断。

（4）先天性软骨发育不良：主要表现四肢短，尤其上臂和股部，直立位时手指尖摸不到股骨大粗隆，头大，囟门大，额前突，鼻凹，常呈鸡胸和肋骨外翻，指短分开，腹膨隆，臀后翘，X 线检查有全部长骨变短，增粗，密度增高，干骺端向两侧膨出可资鉴别。

（5）黏多糖病：本病是由于在黏多糖降解过程中缺乏溶酶体酶，造成过多黏多糖积聚于组织器官而致病。出生时大多正常，不久便可出现临床症状。头大，鼻梁低平，丑陋面容，毛发增多，肝脾肿大，X线检查可见特征性肋骨飘带状、椎体前部呈楔状，长骨骨骺增宽，掌骨和指骨较短。

5. 治疗　本病应早期确诊，尽早治疗，以避免对脑发育的损害。一旦诊断成立，终生甲状腺制剂替代治疗。一般在出生后 1～2 个月即开始治疗者，不遗留神经系统损害，因此治疗开始时间愈早愈好。

（1）L-甲状腺素钠：目前治疗先天性甲状腺功能减低症最好的药物，一般起始剂量为 8～9μg/（kg·d），大剂量 10～15μg/（kg·d），一日一次。替代治疗参考剂量见表 11-2。

表 11-2　甲状腺素替代治疗参考剂量用法

年龄	μg/d	μg/（kg·d）
0～6 个月	25～50	8～10
6～12 个月	50～100	5～8
1～5 岁	75～100	5～6
6～12 岁	100～150	4～5
12 岁到成人	100～200	2～3

（2）甲状腺片：该制剂临床上基本不用。

（3）治疗目标：应使：①TSH 浓度正常，T_4 正常或偏高值；新生儿甲状腺功能减退症应在开始治疗 2～4 周内使血清 T_4 水平上升到正常高限，6～9 周内使血清 TSH 水平降至正常范围。②临床表现：大便次数及性状正常，食欲好转，腹胀消失，心率维持在正常范围，智能及体格发育改善。

（4）注意事项：治疗过程中注意随访：①治疗开始时每2周一次；②血清 T_4、TSH 正常后，每3个月一次；③服药1～2年后，每6个月一次；④在随访过程中观察智能及体格情况及血清 T_4、TSH 浓度，及时调整剂量。

【复习思考题】

1. 散发性先天性甲状腺功能减退症的典型临床表现有哪些？

2. 先天性甲状腺功能减退症如何治疗？

见习十二（1） 肾病综合征

【见习要求】

1. 掌握肾病综合征的临床表现、实验室检查、诊断治疗。

2. 熟悉肾病综合征分型、病理生理、并发症及预后。

3. 了解肾病综合征发病情况、发病机制。

【见习时数】 2学时。

【见习准备】

1. 典型病例1人/小组。

2. 血压计、典型单纯型肾病综合征和肾炎型肾病综合征尿常规、24 小时尿蛋白定量、血浆白蛋白检查、胆固醇测定报告单各 1 份/组。

【见习过程】

1. 教师讲授肾病综合征病史的采集、体格检查要点，学生分组进病房采集病史，并做体格检查。

2. 学生回示教室汇报病历摘要、阳性体征，提出必要的辅助检查并说明其目的；教师展示单纯性肾病和肾炎性肾病尿常规及其他报告单。

3. 学生归纳临床特点，作出完整的诊断（包括肾病综合征的分型），并说明诊断依据。

4. 结合患儿的具体实际，教师以提问的方式小结。

【病史采集要点】

1. 现病史

（1）发病情况：起病急或缓慢？

（2）发病原因或诱因：发病前是否有呼吸道、消化道、皮肤感染。

（3）主要症状：不同程度的水肿，为凹陷性水肿，严重时可有胸水或腹水。

（4）伴随症状：是否伴有高血压、血尿或少尿、无尿？是否有头痛、呕吐？是否有腰痛？近期是否有感冒的症状？

（5）病情演变：何时出现水肿加重？何时出现少尿或无尿？

（6）诊疗情况：在何处就诊过？做过什么检查？用过何药物及疗效如何？

（7）一般情况：精神、饮食、大小便、睡眠。

2. 其他相关病史

（1）有无药物过敏史。

（2）个人史：出生时情况？出生后发育喂养情况？

（3）既往史：既往有无类似病史？

【体查要点】

1. 体温、呼吸、脉搏、血压、神志、体位。

2. 颜面眼睑水水肿情况。

3. 胸部望、触、叩、听，注意有无胸水或啰音。

4. 心脏望、触、叩、听。

5. 腹部 测量腹围，触诊有无压痛，叩诊移动性浊音情况，有无肝大。

6. 双下肢水肿情况，有无凹陷。

【辅助检查报告单展示】

1. 尿常规 尿蛋白定性≥+++，约 15%有短暂镜下血尿，大多可见透明管型、颗粒管型和卵圆脂肪小体。

2. 尿蛋白定量 24 小时尿蛋白定量检查＞50mg/（kg·d）为肾病范围的蛋白尿。尿蛋白/尿肌酐（mg/mg），正常儿童上限为 0.2，肾病综合征患儿≥3.0。

3. 血清白蛋白＜30g/L（或≤25g/L），血胆固醇大于5.7mmol/L。

4. 血清补体的测定 微小病变型 NS 或单纯型肾病综合征血清补体水平正常，肾炎型肾病综合征患儿补体可下降。

5. 肾功能检查 单纯型肾病综合征尿素氮和肌酐正常，肾炎型肾病综合征可升高；晚期患儿可有肾功能损害。

【知识精要】

1. 临床表现

（1）单纯性肾病：多发生于3～5岁，男：女为3.7∶1，表现为水肿，多见于颜面及下肢，呈凹陷性，严重者可伴有腹水、胸水、阴囊水肿。

（2）肾炎性肾病：年长儿多见，水肿较轻，可出现血尿、高血压，或有肾功能衰竭。

2. 辅助检查

（1）尿常规：尿蛋白定性≥+++，约 15%有短暂镜下血尿，大多可见透明管型、颗粒管型和卵圆脂肪小体。

（2）尿蛋白定量：24 小时尿蛋白定量检查>50mg/（kg·d）为肾病范围的蛋白尿。尿蛋白/尿肌酐（mg/mg），正常儿童上限为 0.2，肾病综合征患儿≥3.0。

（3）血清白蛋白<30g/L（或≤25g/L），血胆固醇>5.7mmol/L。

（4）血清补体的测定：微小病变型 NS 或单纯型肾病综合征血清补体水平正常，肾炎型肾病综合征患儿补体可下降。

（5）肾功能检查：单纯型肾病综合征尿素氮和肌酐正常，肾炎型肾病综合征可升高；晚期患儿可有肾功能损害。

3. 诊断依据

（1）大量蛋白尿：尿蛋白定性≥+++，尿蛋白定量>50mg/（kg·d）。

（2）低蛋白血症：血浆白蛋白<30g/L（或≤25g/L）

（3）高脂血症：血胆固醇>5.7mmol/L。

（4）不同程度的水肿。

4. 临床分型　根据临床表现分为单纯性肾病和肾炎性肾病，凡具有以下 4 项中 1 项或多项者属于肾炎性肾病：

（1）2 周内分别 3 次以上离心尿中红细胞≥10 个/HPF。

（2）反复或持续高血压并排除使用糖皮质激素等因素所致。

（3）肾功能不全，并排除由于血容量不足等所致。

（4）持续低补体血症。

5. 鉴别诊断

（1）系统性红斑狼疮性肾炎：既往有系统性红斑狼疮的病史，查抗核抗体（ANA）、抗双链 DNA（dsDNA）抗体阳性。

（2）紫癜性肾炎：既往或目前有过敏性紫癜的病史，在此基础上出现肾病的表现，易于鉴别。

（3）乙肝相关性肾炎：既往有乙肝的病史，查乙肝三对提示 Hbs-Ag 阳性，易于鉴别。

6. 治疗

（1）一般治疗

1）除水肿严重外，不必绝对限制活动。

2）饮食：水肿严重可低盐饮食 $1\sim2g/d$，蛋白质摄入量适宜 $1.5\sim2g/$（$kg\cdot d$），合并肾功能不全时宜低蛋白饮食，应用激素时应给予维生素 D 和钙剂。

3）利尿：轻度水肿可口服氢氯噻嗪 $1\sim2mg/$（$kg\cdot d$），重者可用呋塞米每次 $1\sim2mg/kg$。在应用呋塞米前可快速输注低分子右旋糖酐 $5\sim10ml/kg$。

4）抗凝：双嘧达莫 $5\sim10mg/$（$kg\cdot d$）。

（2）糖皮质激素

1）短程疗法：泼尼松 $2mg/$（$kg\cdot d$）（$\leq60mg/d$）分次服用，共 4 周。4 周后不管疗效如何，均改为泼尼松 $1.5mg/kg$ 隔日晨顿服，共 4 周，全疗程共 8 周，骤然停药。短程疗法易于复发，国内少用。

2）中、长程疗法：泼尼松 $2mg/$（$kg\cdot d$）（$\leq60mg/d$）分次服用，如 4 周内尿蛋白转阴，则自转阴后巩固 2 周方可减量，足量服药时间不超过 8 周，之后改隔日 $2mg/kg$ 晨顿服，继用 4 周，以后每 $2\sim4$ 周减量 $2.5\sim5mg$，直至停药，疗程达 6 个月为中程疗法，疗程达 9 个月为长程疗法。

（3）免疫抑制剂：用于频繁复发，糖皮质激素依赖、耐药或出现严重副作用者。

1）环磷酰胺：剂量 2.0～2.5mg/（kg·d），分 3 次服用，疗程 8～12 周，总量<200mg/kg；或用环磷酰胺冲击治疗，剂量 10～12mg/（kg·d）加入 5%葡萄糖盐水内静滴 1～2 小时，连续 2 天，每 2 周重复一次，总量<150～200mg/kg。

2）可用其他免疫抑制剂如苯丁酸氮芥，环孢素 A。

（4）抗凝及纤溶药物疗法

1）肝素钠：1mg/（kg·d），加入 10%葡萄糖液 50～100ml 中静脉点滴，每日 1 次，2～4 周为一疗程。亦可选用低分子肝素。病情好转后改口服抗凝药物维持。

2）尿激酶：3 万～6 万 U/d，加入 10%葡萄糖液 100～200ml 中静脉滴注，1～2 周为一疗程。

3）服抗凝药：双嘧达莫 5～10mg/（kg·d），分 3 次饭后服，6 个月为一疗程。

（5）免疫调节剂：左旋咪唑 2.5mg/（kg·d），隔日用药，疗程 6 个月。

（6）血管紧张素转换酶抑制剂：对改善肾小球局部血流动力学，减少尿蛋白，延缓肾小球硬化有良好作用。

（7）中医药治疗。

【复习思考题】

1. 简答题

（1）肾病综合征根据临床表现分为哪两型？

（2）单纯性肾病与肾炎性肾病怎样鉴别？

（2）肾病综合征的大量蛋白尿、低蛋白血症及高胆固醇血症的诊断标准？

2. 病史采集训练　患儿，男，10 岁，因眼睑水肿、尿少 3 天入院，伴有血尿。血压 16.8/13.3kPa（130/100

mmHg），尿蛋白（++），红细胞满布视野，细胞管型
2～3/HP，请围绕主诉采集病史。

3. 病历分析 患儿，男，8 岁，因水肿、尿少 1
周来门诊，查体可见全身明显水肿，下肢指压痕明显，
阴囊水肿较重，血压 14/10kPa（105/75mmHg），尿
蛋白（++++），尿中 RBC 0～4/HP，该患儿最可能
的诊断是什么？还需要进一步做什么检查？简述其
治疗方案。

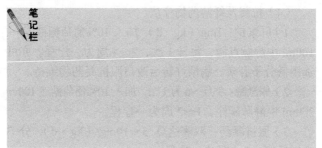

见习十二（2） 急性肾小球肾炎

【见习要求】

1. 掌握急性肾小球肾炎的临床表现，并发症及
预后。

2. 掌握急性肾小球肾炎实验室检查、诊断与治疗。

3. 熟悉急性肾小球肾炎病因、发病机制。

【见习时数】 2 学时。

【见习准备】 血压计、听诊器、急性肾小球肾炎
病例图片、急性肾小球肾炎教学病历。

1. 典型病例 1 人/小组。

2. 血压计、尿常规各 1 份/组。

【见习过程】

1. 教师讲授急性肾小球肾炎病史的采集、体格检查要点，学生分组进病房采集病史，并做体格检查。

2. 学生回到教室汇报病历摘要、阳性体征，提出必要的辅助检查并说明其目的；教师展示尿常规等报告单。

3. 学生归纳临床特点，作出完整的诊断（包括急性肾小球肾炎的病情），并说明诊断依据。

4. 结合患儿的具体实际，教师以提问的方式小结。

【病史采集要点】

1. 现病史

（1）发病情况：起病的缓急。

（2）发病原因或诱因：发病前有无上感及皮肤感染？

（3）主要症状：全身水肿（为非凹陷性水肿，可有胸水或腹水）、血尿、少尿。

（4）伴随症状：是否伴有气促、心悸、胸闷？是否有头痛、头晕，呕吐，眼花？是否有腰痛？

（5）病情演变：何时出现肾功能衰竭及严重循环充血、高血压脑病？

（6）诊疗情况：在何处就诊过？做过什么检查？用何药物及疗效如何？

（7）一般情况：精神、饮食、大小便、睡眠。

2. 其他相关病史

（1）有无药物过敏史。

（2）个人史：出生时情况，出生后发育喂养情况。

（3）既往史：既往有无类似病史。

【体查要点】

1. 体温、呼吸、脉搏、血压、神志、体位。

2. 颜面眼睑水肿情况。

3. 胸部 望、触、叩、听，注意有无胸水或啰音。

4. 心脏 望、触、叩、听。

5. 腹部 测量腹围,触诊有无压痛,叩诊移动性浊音情况,肝脏是否肿大? 双肾区有无叩击痛。

6. 双下肢水肿情况,有无凹陷。

【辅助检查报告单展示】

1. 尿常规 尿蛋白程度不等,20%可达肾病水平,有血尿。

2. IgA、IgG 下降,C3、C4 降低。

3. 大多数有 ASO 升高、ESR 升高。

【知识精要】

1. 临床表现

(1)典型病例

1)前驱表现,发病前 1~3 周常有链球菌前驱感染史。

2)水肿:最早症状,以眼睑及颜面为主,渐下行至四肢,呈非凹陷性,重者遍及全身。

3)血尿:50%~70%患儿有肉眼血尿,持续 1~2 周后转为镜下血尿。

4)蛋白尿:程度不等。

5)高血压:30%~80%病例有血压增高。

6)尿量减少。

(2)严重病例

1)严重循环充血:水肿加重,少尿或无尿,心慌、气促、不能平卧、两肺湿啰音、心音低顿、心率增快、奔马律、肝进行性肿大。

2)高血压脑病:头痛、呕吐、视力模糊,严重者昏迷、惊厥、抽搐。

3)急性肾功能不全:少尿或无尿,血肌酐、尿素氮明显升高,电解质紊乱,代谢性酸中毒。

（3）非典型病例

1）无症状性急性肾炎：无症状、仅有镜下血尿或仅有 C3 降低。

2）肾外症状性急性肾炎：水肿、高血压明显，甚至严重循环充血及高血压脑病，尿改变轻微，尿常规检查正常。有链球菌感染和 C3 降低。

3）以肾病综合征表现的急性肾炎：水肿、蛋白尿突出，伴轻度高胆固醇血症和低蛋白血症。

2. 辅助检查

（1）尿常规：尿蛋白定性≤++，红细胞增多，可有红细胞管型、颗粒管型、透明管型。早期可见白细胞或上皮细胞。

（2）免疫学检查：IgA、IgG 下降，总补体和 C3 降低。

（3）血液检查：轻度贫血、大多数有 ASO 升高、ESR 升高。尿素氮一过性升高、稀释性低钠血症。

3. 诊断依据 有不同程度的水肿，血尿，少尿，高血压，急性期血清 ASO 滴度升高，C3 浓度降低，可临床诊断急性肾炎。

（1）典型病例临床分型：根据病情分为轻型及重型急性肾小球肾炎。凡具有以下 3 项中 1 项或多项者属于重型急性肾小球肾炎：①有高血压脑病；②肾功能不全；③严重循环充血。

（2）非典型病例：①无症状性急性肾炎；②肾外症状性急性肾炎；③以肾病综合征表现的急性肾炎。

4. 鉴别诊断

（1）其他病原体感染的肾小球肾炎。

（2）IgA 肾病。

（3）慢性肾病急性发作。

（4）特发性肾病综合征 。

（5）其他。

5. 治疗

（1）一般治疗

1）病程前 2 周绝对限制活动，血尿消失、血压正常、水肿减退可下床，血沉正常可上学，尿检完全正常方可恢复体力活动。

2）饮食：水肿严重应低盐限水饮食。

（2）对症治疗

1）利尿：轻度水肿可口服氢氯噻嗪 1～2mg/（kg·d），重者可用呋塞米每次 1～2mg/kg。

2）降压：硝苯地平 0.25mg/（kg·d），最大剂量 1mg/（kg·d），分 3 次口服；卡托普利 0.3～0.5mg/（kg·d），最大可增至 5～6mg/（kg·d），重者可用硝普钠。

（3）抗感染：一般用青霉素 10～14 天。

（4）处理严重循环充血

1）严格低盐限水饮食。

2）利尿：呋塞米静注。

3）扩血管：硝普钠。

4）难治性病例可采用连续血液净化治疗或血液透析。

（5）处理高血压脑病

1）止惊。

2）降压：硝普钠 1μg/（kg·min）开始，可逐渐增量至 8μg/（kg·min）（该药注意避光，现配使用，放置 4 小时后不能再用）。

3）脱水：呋塞米。

（6）处理急性肾衰竭：尿少，血钾高，尿素氮高，利尿无效，应严格控制入量≤400ml/m^2，注意维持内环境稳定，必要时采用透析治疗。

【复习思考题】

1. 简答题

（1）急性肾小球肾炎根据病情表现分为哪两型及表现？

（2）急性肾小球肾炎并严重循环充血的发病机制及临床表现？

2. 病史采集训练　患儿，男，9 岁，因眼睑浮水尿少 1 周入院，伴有血尿。血压 16.8/13.3kPa（130/100mmHg），尿蛋白（＋），红细胞满布视野，细胞管型 2～3/HP，请围绕主诉采集病史。

3. 病历分析　患儿，男，7 岁，因水肿、尿少 4 天，气促、胸闷 6 小时来门诊，查体可见全身明显水肿，下肢指压痕不明显，阴囊水肿较重，血压 125/85mmHg，尿蛋白（＋），尿中 RBC 0～4/HP，该患儿最可能的诊断是什么？还需要进一步做什么检查？简述其治疗方案。

笔记栏

见习十二（3）　血　尿

【见习要求】

1. 掌握血尿的诊断标准。

2. 掌握常见出现血尿的疾病、诊断与治疗。

3. 熟悉血尿的临床诊断流程。

【见习时数】 2学时。

【见习准备】 血压计、听诊器、血尿图片、血尿尿常规化验单，血尿待查教学病历。

1. 典型病例1人/小组。

2. 血压计、尿常规各1份/组。

【见习过程】

1. 教师讲授血尿病史的采集、体格检查要点，学生分组进病房采集病史，并做体格检查。

2. 学生回到教室汇报病历摘要、阳性体征，提出必要的辅助检查并说明其目的;教师展示尿常规等报告单。

3. 学生归纳临床特点，作出完整的诊断，并说明诊断依据。

4. 结合患儿的具体实际，教师以提问的方式小结。

【病史采集要点】

1. 现病史

（1）发病情况：起病的缓急。

（2）发病原因或诱因:发病前有无上感及皮肤感染?

（3）主要症状：镜下血尿或肉眼血尿，有无水肿、少尿、尿频、尿急、尿痛。

（4）伴随症状：是否伴有气促、心悸、胸闷? 是否有头痛、头晕，呕吐，眼花? 是否有腰痛?

（5）病情演变：尿常规检查中红细胞个数的变化，有无进行性加重，肾功能情况，病程中有无肉眼血尿。

（6）诊疗情况：在何处就诊过? 做过什么检查? 用何药物及疗效如何?

（7）一般情况：精神、饮食、大小便、睡眠。

2. 其他相关病史

（1）有无药物过敏史。

（2）个人史：出生时情况，出生后发育喂养情况。

（3）既往史：既往有无类似病史。

【体查要点】

1. 体温、呼吸、脉搏、血压、神志、体位。

2. 全身有无水肿情况。

3. 胸部 望、触、叩、听，注意有无胸水或啰音。

4. 心脏 望、触、叩、听。

5. 腹部 测量腹围，触诊有无压痛，叩诊移动性浊音情况，肝是否肿大？双肾区有无叩击痛。

6. 双下肢有无水肿情况，有无凹陷。

【辅助检查报告单展示】

1. 尿常规 尿蛋白定性阴性，隐血 2+，红细胞 20/HP。

2. IgA、IgG 升高，C3、C4 正常。

3. ASO 正常、ESR 正常。

【知识精要】

1. 血尿的定义

（1）新鲜清洁中段尿 10ml，1500r/min 离心 5min，尿沉渣镜检 RBC≥3 个/HPF，或>8000 个/ml 即为镜下血尿。

（2）新鲜清洁中段尿直接镜检，RBC≥1/HPF。

（3）尿 Addis 计数 RBC>50 万/12h。

2. 如何判断真性血尿 见表 12-1。

表 12-1 真性血尿的鉴别

类型	尿常规检查	
	潜血	镜检红细胞
红色尿	-	-

续表

类型	尿常规检查	
	潜血	镜检红细胞
血红蛋白尿	+	−
非泌尿道出血（如月经血）	+	+
真性血尿	+	+

3. 血尿的常见疾病及临床诊断思路

（1）常见疾病

1）肾脏疾病

A. 肾小球性血尿

原发性肾小球疾病：①急性、慢性、迁延性、急进性肾炎；②肾病综合征；③IgA 肾病：无症状、复发性血尿；④肾小管间质性肾炎；⑤肺出血-肾炎综合征。

继发性肾小球疾病：①狼疮性肾炎；②紫癜性肾炎；③乙型肝炎病毒相关性肾炎；④溶血尿毒综合征；⑤ANCA 相关性肾炎。

遗传性肾小球疾病：①Alport 综合征；②薄基底膜肾病（家族性良性血尿）。

剧烈运动后一过性血尿。

B. 非肾小球性血尿

尿路感染：急性、慢性、上尿路、下尿路，全身或泌尿系结核、原虫、螺旋体等。

药物所致肾及膀胱损害：药物性血尿、间质性肾炎：抗生素（头孢拉定、磺胺、庆大霉素）、解热镇痛药、抗肿瘤药（CTX、MTX）、中成药（感冒通）。

肾盂、输尿管、膀胱结石，特发性高钙尿症。

特发性肾出血：左肾静脉压迫/胡桃夹现象。

先天性尿路畸形：肾囊肿、多囊肾、积水、膀胱憩室。

先天或后天性肾血管疾病：肾血管栓塞、动静脉瘘、血管瘤。

肿瘤、外伤及异物。

2）全身性疾病

A. 血液系统出血性疾病：血友病；免疫性血小板减少性紫癜（ITP）。

B. 严重肝病。

C. 肿瘤性疾病：白血病；全身肿瘤肾脏浸润；肾脏肿瘤。

D. 弥散性血管内凝血（DIC）。

（2）辅助检查。由于导致血尿的疾病众多，需完善相关检查仔细鉴别，必要时需要肾脏穿刺检查及基因检测明确病因。常见的辅助检查及意义：

1）血尿来源

肾小球性血尿：相差显微镜下可见到畸形红细胞（＞30%），合并蛋白尿和白细胞、红细胞管型，平均红细胞体积<72fl。

非肾小球性血尿：终末血尿，血凝块，红细胞形态正常等。

2）结合病史及体检选择其他辅助检查

肾小球性血尿：前驱感染伴少尿、高血压——提示急性肾炎；水肿、少尿、蛋白尿——提示肾病综合征；反复发作性血尿——提示 IgA 肾病可能；发热、皮疹、尿改变——提示 SLE；家族史、耳聋、眼疾——遗传性肾炎。

血免疫球蛋白 IgG、C3、抗 O、24 小时尿蛋白定量、肾功能、自身抗体、肾活检等。

非肾小球性血尿：尿路刺激征伴血尿——提示泌尿

系感染、结核；水肿、发作性腰痛伴血尿——提示泌尿系结石；近期用药史——药物性血尿、间质性肾炎；瘦长、左腰痛——左肾静脉压迫综合征；肾区肿块——肾脏肿瘤、多囊肾、肾积水。

清洁中段尿培养、尿钙/尿肌酐、24 小时尿钙定量、X 线、CTA、MRU、IVP、肾脏彩超、膀胱镜等。

全身性疾病：家族史、反复出血史——血友病；全身或泌尿系肿瘤。

血凝四项、凝血因子测定、AFP、癌胚抗原、骨髓检查。

（3）治疗原则

1）非肾小球性血尿：①肉眼血尿时卧床休息，减少剧烈活动；②大量饮水，减少尿中盐类结晶，加快药物和结石排泄；③出血性疾病时应用止血药物，如安络血、止血敏、维生素 K；④慎用导致血尿的药物，尤其是已经有肾脏病基础者；⑤泌尿系感染引起血尿时，可口服和注射抗生素和尿路清洁剂；⑥泌尿系结石常有剧烈腹痛，可给予 654-2，阿托品以解痉止痛；⑦肾脏肿瘤或畸形需手术解除需手术解除。

2）肾小球性血尿：病因复杂，应尽早去医院检查，必要时行肾活检确诊，进行彻底治疗。

【复习思考题】

1. 简答题

（1）血尿的定义？

（2）血尿常见的疾病及临床诊断流程？

2. 病史采集训练 患儿，男，9 岁，因"血尿 3 天"入院，既往感冒后有过 3 次肉眼血尿，自行缓解，未做相关检查。目前血压 100/60mmHg，尿蛋白（-），红细胞 15 /HP，请围绕主诉采集病史。

3. 病历分析 患儿，男，7 岁，因解红色小便伴右侧腰痛 5 小时来门诊就诊。体查：神清，痛苦面容，血压 90/60mmHg，尿蛋白（-），尿中 RBC 满视野，红细胞形态正常均一，该患儿最可能的诊断是什么？还需要进一步做什么检查？

见习十三（1） 化脓性脑膜炎

【见习要求】

1. 熟悉化脓性脑膜炎的发病机制。

2. 掌握化脓性脑膜炎的临床表现。

3. 掌握化脓性脑膜炎的治疗。

4. 掌握化脓性脑膜炎与病毒性脑膜脑炎及结核性脑膜脑炎的鉴别诊断。

【见习时数】 2 小时。

【见习准备】

1. 化脓性脑膜炎患儿 1～2 例及其检查资料（头颅 CT、脑电图、脑脊液等）。

2. 棉签、听诊器、叩诊锤。

【见习过程】

1. 教师讲授化脓性脑膜炎的病史的采集、体格检查要点，学生分组进病房采集病史，并做体格检查。

2. 学生回示教室汇报病历摘要、阳性体征，提出必要的辅助检查并说明其目的；教师展示典型脑脊液检验结果及头颅 CT 检查资料。

3. 学生归纳临床特点，作出完整的诊断，并说明诊断依据。

4. 结合患儿的具体实际，教师总结化脓性脑膜炎的诊断和治疗。

【病史采集】

1. 现病史

（1）发病情况：起病急缓及发病季节。

（2）发病原因或诱因：有无呼吸道或消化道感染史，有无新生儿肺炎、脐炎、皮肤疖肿、中耳炎、乳突炎、鼻窦炎、颅脑外伤史，有无皮肤窦道，脑脊膜膨出史。

（3）主要症状：头痛（持续时间、部位、疼痛程度）、呕吐（次数、喷射性）、意识障碍（程度及演变）、惊厥（次数、具体表现、持续时间）、全身中毒症状等。

（4）伴随症状：有无畏寒、发热、拒乳及黄疸、皮疹及出血点、呼吸暂停及视力改变、肢体活动障碍。

（5）病情演变：症状是否进行性加剧。

（6）诊疗情况：在何处就诊过？做过什么检查？用过何药物及疗效如何？

（7）一般情况：精神、饮食、大小便、睡眠。

2. 其他相关病史

（1）有无药物过敏史。

（2）出生时情况、出生后发育喂养情况，询问有无营养不良史，是否母乳喂养，是否及时添加维生素 D 制剂，有无接种"流感嗜血杆菌疫苗"及"流脑疫苗"。

（3）既往有无类似病史？传染病史及接触史、预防接种史等。

【体查要点】

（1）注意反应情况、体温、呼吸、脉搏、心率、血压、意识情况。

（2）是否有皮疹、皮肤窦道、疖肿，耳是否流脓。

（3）注意呼吸频率、节律，心率、心律。

（4）注意瞳孔大小，检查各种深浅反射，肌力、肌张力，前囟张力，脑膜刺激征及病理征等。

【辅助检查报告展示】

（1）血常规：白细胞$>10\times10^9$，中性粒细胞>0.70。

（2）脑脊液化验结果：压力增高，外观浑浊，白细胞$\geq1.0\times10^9/L$，以中性粒细胞为主，蛋白含量可达$1.0g/L$糖含量下降。

【知识精要】

1. 临床表现

（1）感染中毒及急性脑功能障碍症状：如发热、烦躁不安、瘀点、瘀斑、意识障碍、抽搐、休克、瘫痪等。

（2）颅内压增高表现：头痛、呕吐、婴儿可有前囟隆起与张力增高、头围增大等。合并脑疝时瞳孔不等大，呼吸不规则。

（3）脑膜刺激征：颈项强直较多见，Kernig 征及 Brudzinski 征阳性。

（4）小于 3 个月的婴儿及新生儿化脓性脑膜脑炎临床表现多不典型。常见有：①体温可高可低或不升；②颅高压表现不明显；③惊厥不典型；④脑膜刺激征不明显。

（5）常见并发症：①硬脑膜下积液：主要发生在 1 岁以下小儿；②脑室管膜炎：年龄越小，诊治不及时者发生率高；③脑积水；④抗利尿激素异常分泌综合征；⑤各种神经功能障碍：如耳聋、智力低下、癫痫、视力障碍和行为异常。

2. 辅助检查

（1）血常规：白细胞及中性粒细胞明显上升。但经不规则治疗或严重感染者，白细胞总数可正常或减少。

（2）血培养：对疑似化脓性脑膜炎的病例有助于寻找病因。

（3）脑脊液检查：压力增高，外观浑浊，白细胞总数明显增多，$>1.0 \times 10^9/L$（20%病例可能在 $0.25 \times 10^9/L$ 以下，分类以中性粒细胞为主），蛋白显著增高，糖含量明显降低。脑脊液涂片或培养找到细菌有助于病因诊断。特异性免疫检测对涂片和培养阴性的患者诊断有参考价值。

（4）皮肤瘀点、瘀斑涂片：是发现脑膜炎双球菌重要而简单的方法。

（5）血清降钙素原：$>0.5ng/ml$ 提示细菌感染。

（6）对有异常定位体征或疑有并发症者，可进行头颅 CT 或头颅 MRI 检查。

3. 诊断依据 结合病史、体征及辅助检查（特别是脑脊液检查及病原学检测）可得出诊断。

4. 鉴别诊断

（1）结核性脑膜炎：多缓慢起病或亚急性起病，有结核感染或结核接触史，有结核中毒症状，早期以性格改变为主，随病程延长渐出现意识障碍、抽搐、脑膜刺激征。脑脊液外观呈毛玻璃状，细胞数增多，白细胞 $<0.5 \times 10^9/L$，分类以淋巴细胞为主，糖和氯化物下降，蛋白明显升高。涂片抗酸染色和结核菌培养有助于鉴别。

（2）病毒性脑膜脑炎：感染中毒及神经系统症状较化脓性脑膜炎轻，脑脊液清亮，白细胞（0～1000）$\times 10^9/L$，以淋巴细胞为主，糖含量正常，脑脊液特异性抗体和病毒分离有助于鉴别。

（3）隐球菌性脑膜脑炎：临床和脑脊液改变与结核性脑膜脑炎相似，但病情进展更缓慢。头痛等颅压增高表现更持续而严重，脑脊液墨汁染色和培养可找到致病真菌。

（4）常见的3种脑膜炎的脑脊液改变：见表13-1。

表13-1　常见的三种脑膜炎的脑脊液改变

	压力	外观	细胞数（10^6/L）	蛋白质（mg/L）	糖	氯化物	其他
化脓性脑膜炎	升高	浑浊或脓样	100～数千以中性粒细胞为主	500～数千	减少或消失	可减少	涂片或培养有病原菌；LDH>30
结核性脑膜炎	升高	毛玻璃样	50～500以淋巴细胞为主	1000～3000	减少	减少	抗酸染色找到结核杆菌；PPD阳性
病毒性脑膜脑炎	正常或升高	清亮至微浊	50～200大多为淋巴细胞	<1000	正常	正常	可检出病毒或特异性病毒抗体阳性；LDH<30
隐球菌脑膜炎	高或很高	清亮或浑浊	数十或数百,淋巴细胞为主	1000～3000	显著降低	降低或正常	墨汁染色可见隐球菌

5. 治疗

（1）抗生素治疗：用药原则为：尽早静脉用药，选用可穿透血脑屏障且在脑脊液浓度高的抗生素，脑脊液细菌培养阳性时根据药敏试验选用抗生素，做到用药早、剂量足、疗程够。

抗生素选择：

病原菌未明确前：应选用对肺炎链球菌、脑膜炎球菌、流感嗜血杆菌均有效的抗生素，目前主要选用第三代头孢类如头孢噻肟、头孢曲松。疗效不理想时可联合使用万古霉素。对β内酰胺类药物过敏者可选用氯霉素。

病原菌明确后：①肺炎链球菌：多数对青霉素耐药，继续按病原菌未明者选药；②脑膜炎球菌：多数对青霉素敏感，耐药者选第三代头孢；③流感嗜血杆菌：敏感菌株选用氨苄西林，耐药者选第三代头孢联合美罗培兰或氯霉素；④金黄色葡萄球菌：应参照药敏试验选用奈夫西林、万古霉素、或利福平；⑤革兰阴性菌：除第三代头孢菌素外，可加用氨苄西林或美罗培兰。

疗程：①肺炎链球菌和流感嗜血杆菌脑膜炎 10~14 天；②脑膜炎球菌脑膜炎 7 天；③金黄色葡萄球菌脑膜炎和革兰阴性菌脑膜炎 21 天以上；④有并发症者适当延长。

（2）糖皮质激素的应用：有抗炎、减轻脑水肿、降低颅内压、减轻脑膜粘连等作用，常用地塞米松 0.6mg/（kg·d），分 4 次静脉注射，疗程 2~3 天。

（3）并发症的治疗：硬脑膜下积液较多时，可行硬脑膜下穿刺放液；并发脑室管膜炎时可行侧脑室穿刺引流缓解症状，同时选测适宜抗生素脑室内注入；严重脑积水需手术治疗。

（4）对症和支持治疗：颅内压增高时给予脱水剂如 20%甘露醇降颅压；注意处理高热惊厥、感染性休克等，维持水电解质平衡，保证营养和能量的供应，注意观察生命体征，意识及瞳孔变化。

【复习思考题】

1. 简答题

（1）化脓性脑膜炎的发病机制及临床表现。

（2）化脓性脑膜炎和结核性脑膜炎、病毒性脑膜脑炎、隐球菌脑膜脑炎如何鉴别？

（3）化脓性脑膜炎抗生素的使用原则是什么？不同

病原体所致化脓性脑膜炎怎样选择抗生素？

2. 病史采集训练　患儿，男，8 个月，因发热、呕吐 3 天，抽搐 2 次入院。1 周前有头面部有疖肿史。体查：体温 39.5℃，前囟饱满、张力高，颈项强直，双肺未闻及啰音，四肢肌张力高。血常规白细胞 $19×10^9$/L，中性粒细胞 0.91。请围绕主诉采集病史。

3. 病例分析　患儿，女，1 岁，因高热、呕吐 2 天，嗜睡、抽搐 1 天入院。5 天前有上呼吸道感染史。体查：T39℃，精神萎靡，双瞳孔等大等圆，对光反射灵敏，咽充血，双扁桃体Ⅱ度肿大。颈项强直，双肺未闻及干湿啰音，心律齐，腹软，四肢肌张力稍高，克布氏征阳性。血常规白细胞 $18.2×10^9$/L、中性粒细胞 0.90；脑脊液检查：压力 1.98kPa、外观浑浊、白细胞数 $1.05×10^9$/L、中性粒细胞 0.85、蛋白 1.1g/L、糖 2.2mmol/L、氯化物 100mmol/L。

该患儿最可能的诊断是什么？请列出诊断依据，应进一步做哪些检查？

笔记栏

见习十三（2）　病毒性脑炎

【见习要求】

1. 熟悉病毒性脑炎的病因及发病机制。

2. 掌握病毒性脑炎、脑膜炎的临床表现。

3. 掌握病毒性脑炎、脑膜炎的治疗。

4. 掌握病毒性脑炎、脑膜脑炎与化脓性脑膜炎、结核性脑膜脑炎及隐球菌脑膜炎的鉴别诊断。

【见习时数】 1学时。

【见习准备】

1. 病毒性脑炎患儿1～2例及其检查资料(头颅CT、脑电图、脑脊液等)。

2. 棉签、听诊器、叩诊锤。

【见习过程】

1. 教师讲授病毒性脑炎的病史的采集、体格检查要点，学生分组进病房采集病史，并做体格检查。

2. 学生回示教室汇报病历摘要、阳性体征，提出必要的辅助检查并说明其目的；教师展示典型脑脊液检验结果及头颅CT 检查资料。

3. 学生归纳临床特点，作出完整的诊断，并说明诊断依据。

4. 结合患儿的具体实际，教师总结病毒性脑炎的诊断和治疗。

【病史采集】

1. 现病史

（1）发病情况：起病急缓及发病季节。

（2）发病原因或诱因：有无呼吸道或消化道感染史，近期有无出疹性疾病或腮腺炎等传染病史，是否有蚊虫叮咬史。

（3）主要症状：通常急性起病，有前驱病毒感染病史。临床症状取决于脑膜或脑实质受累的严重程度，通常病毒性脑炎的临床经过较脑膜炎严重。

如以脑膜受累为主，主要表现发热、恶心、呕吐（次数、喷射性？）、软弱、嗜睡，年长儿诉头痛（持续时间、部位、疼痛程度），婴幼儿常有烦躁不安、易激惹，可有脑膜刺激征，很少有严重意识障碍及惊厥。

若主要累及脑实质，其表现因脑实质受累部位的病理改变、范围、严重程度而异，可表现为发热、反复惊厥，不同程度意识障碍和颅高压症状；若病变主要侵犯额叶底部、颞叶边缘系统，患儿则以精神症状为主，尤以单纯疱疹病毒引起者最严重。其次还可以表现为偏瘫、单瘫、四肢瘫，累及小脑可表现为平衡功能障碍；不少患儿可能同时兼有以上多种表现。

（4）伴随症状：有无畏寒、发热、皮疹及出血点、呼吸暂停及视力改变、肢体活动障碍。

（5）病情演变：症状是否进行性加剧。

（6）诊疗情况：在何处就诊过？做过什么检查？用过何药物及疗效如何？

（7）一般情况：精神、饮食、大小便、睡眠。

2. 其他相关病史

（1）有无药物过敏史。

（2）出生时情况、出生后发育喂养情况，询问有无营养不良史，是否母乳喂养，是否及时添加维生素D制剂。

（3）既往有无类似病史？传染病史及接触史、预防接种史等，尤其是乙型脑炎疫苗接种史。

【体查要点】

（1）注意反应情况、体温、呼吸、脉搏、心率、血压、意识情况。

（2）是否有皮疹、腮腺及颌下腺是否肿大。

（3）注意呼吸频率、节律，心率、心律。

（4）注意瞳孔大小，检查各种深浅反射、肌力、肌张力，前囟张力，脑膜刺激征及病理征等。

【辅助检查报告展示】

（1）血常规：白细胞 3.8×10^9 /L，淋巴细胞 0.68，中性粒细胞 0.32，Hb122g/L，血小板 190×10^9 /L。

（2）脑脊液化验结果：压力正常，外观清亮，白细胞 45×10^6 /L，淋巴细胞 0.75，中性粒细胞 0.25，蛋白含量 320mg/L，糖含量正常，涂片和培养未发现细菌。

【知识精要】

1. 临床表现　通常急性起病，有前驱病毒感染病史。临床症状取决于脑膜或脑实质受累的严重程度，通常病毒性脑炎的临床经过较脑膜炎严重。

如以脑膜受累为主，主要表现发热、恶心、呕吐（次数、喷射性？）、软弱、嗜睡，年长儿诉头痛（持续时间、部位、疼痛程度），婴幼儿常有烦躁不安、易激惹，可有脑膜刺激征，很少有严重意识障碍及惊厥。

若主要累及脑实质，其表现因脑实质受累部位的病理改变、范围、严重程度而异，大多数患儿因弥漫性脑实质受累而表现为发热、反复惊厥，不同程度意识障碍和颅高压症状；如主要累及额叶皮质运动区，临床上以反复惊厥为主要表现；若病变主要侵犯额叶底部、颞叶边缘系统，患儿则以精神症状为主，尤以单纯疱疹病毒引起者最严重。其次还可以表现为偏瘫、单瘫、四肢瘫，累及小脑可表现为平衡功能障碍；不少患儿可能同时兼有以上多种表现。

2. 辅助检查

（1）血常规：白细胞正常或减少，分类以淋巴细胞为主。

（2）脑脊液检查：外观清亮，压力增高或正常。

白细胞数正常或轻度增多，分类计数早期可以中性粒细胞为主，之后逐渐转为淋巴细胞为主，蛋白含量大多正常或轻度增高，糖含量正常，涂片和培养无细菌发现。

（3）脑电图：以弥漫性或局限性异常慢波背景活动为特征，少数伴有棘波、棘-慢复合波。

（4）病毒学检查：部分病人脑脊液病毒培养及特异性抗体检测阳性。恢复期血清特异性抗体滴度较急性期升高 4 倍以上有诊断意义。

（5）神经影像学检查：头颅 MRI 对显示病变比 CT 更有优势。可发现弥漫性脑水肿，皮质、基底节、脑桥、小脑的局灶性异常。

3. 诊断依据 结合病史、体征及辅助检查（特别是脑脊液检查及病原学检测）可得出诊断。

4. 鉴别诊断 见化脓性脑膜炎章节。

5. 治疗 本病无特异性治疗，急性期以对症支持治疗为主。

（1）维持水、电解质平衡与合理喂养：对于不能进食的患儿，如无消化道禁忌证，可鼻饲牛奶；对不能经消化道进食、营养不良的患儿，必要时行静脉营养。

（2）控制脑水肿和颅高压：①严格限制液体入量，通常采取边脱边补的方法，让患儿保持轻度脱水状态；②过渡通气将 $PaCO_2$ 控制于 20~25kPa；③静脉注射脱水剂，如甘露醇、呋塞米等。

（3）控制惊厥发作：见小儿惊厥。

（4）呼吸和心血管功能的监护与支持：如有呼吸功能不全，必要时需使用机械通气；若血压异常，酌情使用血管活性药物。

（5）抗病毒治疗：疱疹病毒感染首选阿昔洛韦 5～10mg/（kg·次），8 小时一次；巨细胞病毒感染选用更昔洛韦 5mg/（kg·次），12 小时一次；利巴韦林可能对 RNA 病毒感染有效，10mg/（kg·d）。疗程均需 10～14 天。

【复习思考】

1. 简答题

（1）简述病毒性脑炎的病因及发病机制。

（2）病毒性脑炎有哪些临床表现？

2. 病史采集训练 患儿，女，6 岁，因发热、呕吐、头痛 3 天，精神萎靡一天伴抽搐一次入院，一周前有腮腺炎病史。体查：体温 38.5℃，精神不振，嗜睡，颈项强直；双肺未闻及啰音，心音有力，无杂音；四肢肌张力高。血常规白细胞 6.9×10^9/L，淋巴细胞细胞 0.68，中性粒细胞 0.32。请围绕主诉采集病史。

3. 病例分析 患儿，女，2 岁，因高热、呕吐 2 天，嗜睡半天伴抽搐 2 次入院。5 天前有腹泻病史。体查：T39℃，精神萎靡，双瞳孔等大等圆，对光反射灵敏；咽充血，双扁桃体Ⅱ度肿大，颈部软；双肺未闻及干湿啰音，心率 150 次/分，心律齐，心音有力，无杂音；腹软，肝脾肋下为扪及；四肢肌张力稍高，克氏征阳性。血常规白细胞 5.2×10^9/L、中性粒细胞 0.36、淋巴细胞 0.64；脑脊液检查：压力 0.8kPa、外观清亮、白细胞数 105×10^6/L、淋巴细胞 0.85、蛋白 0.45g/L、糖 3.2mmol/L、氯化物 120mmol/L。

该患儿最可能的诊断是什么？请列出诊断依据，应进一步做哪些检查？

见习十三（3）　惊　厥

【见习要求】

1. 掌握惊厥及热性惊厥的定义。

2. 掌握单纯性热型惊厥和复杂性热型惊厥的临床特点。

3. 掌握小儿急性惊厥发作的处理、预防。

4. 掌握惊厥持续状态的急救处理。

5. 熟悉小儿急性惊厥发作的原因、临床表现。

【见习时数】　1 学时。

【见习准备】　典型患儿 1 人/组。

【见习过程】

1. 教师讲授病史采集、体格检查要点，学生分组进病房采集病史，并做体格检查。

2. 学生回示教室，汇报病历摘要、阳性体征，提出必要的辅助检查并说明其目的。

3. 学生归纳临床特点，做出完整的诊断，并说明诊断依据。

4. 结合患儿的具体实际，教师以提问的方式小结。

【病史采集要点】

1. 现病史

（1）起病情况：急性或缓慢起病。

（2）发病原因或诱因：起病是否与发热、疲劳、食物、药物及其他因素有关?

（3）主要症状：患儿突然意识丧失、或踢倒，两眼上翻或凝视、斜视，头向后或转向一侧，牙关紧闭，面部、四肢呈强直性或阵挛性抽搐，伴呼吸屏气、发绀、口吐白沫、大小便失禁，持续数秒、数分或十数分后惊厥停止，进入昏睡状态。新生儿惊厥多不典型，可以是局部的、半身性惊厥或肌阵挛发作，也可以表现为口角抽动、双眼凝视、斜视、眨眼、吸吮、吞咽动作。

（4）伴随症状：发热、头痛、呕吐、咳嗽、胸痛、腹泻、意识障碍、皮疹。

（5）病情演变：发病过程中症状是否有加重? 加重与哪些因素有关?

（6）诊疗情况：在何处就诊过? 做过哪些检查? 用过何种药物及疗效如何?

（7）一般情况：精神、食欲、睡眠、大小便如何?

2. 其他相关病史

（1）有无药物过敏史。

（2）个人史

1）出生史：是否早产、出生时是否有产伤、缺氧、窒息。

2）喂养史：是否及时添加鱼肝油及钙剂，是否有不洁饮食史、是否误食食物或药物。

3）生长发育史：生长发育是否正常。

（3）既往史：既往是否有惊厥反复发作及外伤手术史。

（4）家族史：家族中是否有高热惊厥及癫痫病史。

（5）发病年龄

1）新生儿惊厥与产伤、窒息、颅内出血、败血症、化脓性脑膜炎、脑发育缺陷、代谢紊乱、巨细胞包涵体病、弓形体病有关。

2）婴幼儿惊厥多见于高热惊厥、中毒性脑病、中枢神经系统感染、手足搐搦症、药物中毒、低血糖症、癫痫、脑发育缺陷、脑损伤后遗症等疾病。

3）年长儿惊厥多与中毒性脑病、中枢神经系统感染、癫痫、中毒有关。

（6）发病季节：传染病引起的惊厥有明显的季节性，夏秋季应多考虑乙型脑炎、中毒性痢疾；冬春季应注意流行性脑脊髓膜炎及其他呼吸道传染病；冬末春初易发生维生素 D 缺乏性手足搐搦症、CO 中毒；食物中毒与某些食物上市有关。

【体查要点】

1. 体温、脉搏、呼吸、血压、面色、神志、瞳孔、体位。

2. 前囟大小、张力，颅缝是否闭合。

3. 皮肤是否有皮疹和瘀斑、瘀点。

4. 心率、心律、杂音，肺部啰音，肝脾大小。

5. 重点检查神经系统　注意有无定位体征、脑膜刺激征、病理反射、肌张力。

【辅助检查报告单展示】　见知识精要之辅助检查。

【知识精要】

1. 临床表现　患儿突然意识丧失、或踢倒，两眼上翻或凝视、斜视，头向后或转向一侧，牙关紧闭，面部、四肢呈强直性或阵挛性抽搐，伴呼吸屏气、发绀、口吐白沫、大小便失禁，持续数秒、数分或十数分后惊厥停止，进入昏睡状态。新生儿惊厥多不典型，可以是局部的、半身性惊厥或肌阵挛发作，也可以表现为口角抽动、双眼凝视、斜视、眨眼、吸吮、吞咽动作。

2. 单纯型热性惊厥和复杂型热性惊厥的临床特点（表 13-1）。

表 13-1　单纯型热性惊厥和复杂型热性惊厥的临床特点

	单纯型 FS	复杂型 FS
占 FS 的比例	70%	30%
起病年龄	6 个月至 5 岁	<6 个月，6 个月至 5 岁，>5 岁
惊厥发作形式	全面性发作	局灶性或全面性
惊厥的时间	多短暂，<10 分钟	时间长，>10 分钟
一次热程发作次数	仅 1 次，偶有 2 次	24 小时内可反复多次
神经系统异常	阴性	可阳性
惊厥持续状态	少有	较常见

3. 辅助检查

（1）血、尿、便三大常规：常可提示病因所在。

（2）血液生化检查：病因不明者或疑及有关病因时，需选做血糖、血钙、血镁、血钠、尿素氮、肌酐、凝血酶原时间等。

（3）脑脊液检查：疑颅内感染者，需做脑脊液常规、生化，必要时做涂片染色和培养。怀疑自身免疫性脑炎者，应送脑脊液和血做相应抗体检测。

（4）硬脑膜下穿刺：婴幼儿疑及硬脑膜下出血、积液、积脓可行穿刺，同时作涂片、培养有助明确病因。

（5）脑电图：可用于癫痫和颅内病灶的诊断。

（6）脑 B 超：有助于婴幼儿脑积水、脑室内出血的诊断。

（7）脑 CT 和 MRI：对颅内占位病变、颅脑畸形，脑室出血、扩张均有较高诊断价值。

（8）眼底检查：了解是否有出血、水肿、视网膜脉络膜炎。

4. 诊断要点

（1）病史。

1）发病年龄。

2）发病季节：冬春、夏秋。

3）病史：既往史、围产史、感染史、外伤史、发育史等。

（2）临床表现。

（3）病因诊断。

1）感染性：①颅内感染：脑膜炎、脑炎、脑脓肿；②颅外感染：高热惊厥、中毒性脑病、破伤风。

2）非感染性：①颅内疾病：癫痫，颅脑损伤，颅内肿瘤，颅内出血，颅脑畸形（脑积水、脑血管畸形）、脑白质营养不良，脱髓鞘病；②颅外疾病：代谢性（低血糖、低血钙、低血镁等），中毒性（药物、食物等），先天代谢异常，维生素缺乏，心、肺、肝、肾功能紊乱等。

（4）体格检查：感染中毒表现、神经系统检查、血压、皮疹等。

（5）实验室检查：三大常规、生化、脑脊液、脑电图、CT，MRI 等。

（6）当临床上出现以下表现时，要警惕是惊厥的先兆：①极度烦躁或频发惊跳；②神情恐惧，肌张力增加；

③呼吸突然变化（急促、暂停或不规律）；④体温骤升，面色剧变；⑤瞳孔大小不等，边缘不整。

5. 鉴别诊断

（1）昏厥：亦称晕厥，是暂时性脑血流灌注不足引起的一过性意识障碍。年长儿多见，尤其青春期。常发生在患儿持久站立，或从蹲位骤然起立，以及剧痛、劳累、阵发性心律不齐、家族性 QT 间期延长等情况中。发作前患儿先有眼前发黑、头晕、苍白、出汗、无力等，继而短暂意识丧失，偶有肢体强直或抽动，清醒后对意识障碍不能回忆，并有疲乏感。与癫痫不同，晕厥患儿意识丧失和倒地均逐渐发生，发作中少有躯体损伤，脑电图正常，头竖直至平卧倾斜实验呈阳性反应。

（2）脑肿瘤：任何第一次发生惊厥，即使非局灶性惊厥，都应想到有颅内占位性病变的可能，有局限性特征者，更应考虑。首先考虑大脑肿瘤，因该肿瘤约占小儿脑瘤的 1/3。位置越靠近大脑皮层，越易引起惊厥，尤其是位于中央前回者。这种生长缓慢的肿瘤，常以惊厥为其唯一症状，长期不被发现，故应对每一次惊厥发作，都重新做脑超声检查，必要时做脑血管造影，CT 扫描寻找肿瘤并定位。小儿脑肿瘤有一半位于后颅窝幕下（40% 为小脑瘤、15% 属脑干瘤）。幕下肿瘤从不以抽搐起病。只有当大脑导水管阻塞，脑压进行性增高者才引起惊厥。强直性惊厥亦只有当病变发展到相当阶段才出现，从而获得确诊。

（3）屏气发作：由情绪反应引起，多于生后 6~12 个月起病。患儿表现大哭一声，屏住呼吸，然后失去知觉；发作期间患儿颜面青紫或苍白，四肢可有数次规律性抽搐，但意识丧失迅速恢复。以上症状多由缺氧引起，但发作间期脑电图正常。

（4）癔病性发作：年长儿多见，发病前常有精神波动等诱因，但癔病发作并无真正意识丧失，发作中慢慢倒下不会有躯体受伤，无大小便失禁或舌咬伤。抽搐动作杂乱无规律，瞳孔不散大，深、浅反射存在，发作中面色正常，无神经系统阳性体征，无发作后嗜睡，常有夸张色彩。发作期与发作间期脑电图正常，暗示治疗有效。

（5）婴幼儿擦腿综合征：发作时婴儿双腿用劲内收，或相互摩擦，神情贯注，目不转睛，有时两上肢同时用力，伴出汗。但神志始终清楚，面红而无苍白青紫，可随时被中断，发作期和发作间期脑电图正常。

6. 治疗

（1）急救措施

1）一般处理：①保持呼吸道通畅，防止窒息；②防止意外损伤，如舌咬伤或从床上踢落；③防止缺氧性脑损伤，给予吸氧，必要时可用脑细胞营养药物。

2）控制惊厥：针刺人中、合谷、涌泉、百会、十宣、内关等；选用止惊剂：①地西泮：为控制惊厥的首选药物，每次 0.3～0.5mg/kg，最大剂量儿童<10mg，幼儿<5mg；也可用简单法"年龄+1"计算剂量，例如 2 岁用 3mg，4 岁用 5mg，静脉注射速度每分钟 1～2mg，必要时 15～20 分钟后可重复给药一次；主要副作用为呼吸抑制，特别是与苯巴比妥合用，可发生呼吸暂停，故需观察呼吸。②苯巴比妥钠：最常用于高热的惊厥状态和新生儿惊厥持续状态，肌注时吸收缓慢不适用于急救，故应选静脉途径。首次剂量 15～20mg/kg，静脉注射速度为每分钟 0.5mg/kg 或每分钟<25mg，12 小时后按 3～5mg/kg 分两次维持。主要副作用是呼吸抑制和心血管异常。与地西泮合用时应监测呼吸、血压、血气、脑电图，并做好人工呼吸和气管插管准备。③苯妥英钠：不宜肌

注，首剂 10mg/kg，极量 0.3/次，0.6/d，注射速度每分钟≤0.5～1mg/kg 或每分钟＜50mg，必要时 1 小时后再用 5mg/kg，然后在 24 小时内分次再给 10mg/kg，全日总量共 25mg/kg。对新生儿或小婴儿惊厥持续状态用负荷量，首剂 15～20 mg/kg，12 小时后给予 5mg/kg 维持。副作用有共济失调、眼震，静脉注射有时可产生低血压、静滴过快可发生心律失常。④10%水合氯醛：0.4～0.6ml/kg，加 1～2 倍生理盐水灌肠或鼻饲，必要时 30 分钟后重复 1 次。⑤5%副醛：每次 0.1～0.2ml/kg（最大量＜5ml/次）肌注，或 0.3～0.4ml/kg（最大量＜8ml/次）用花生油按 2∶1 的比例或加等量生理盐水保留灌肠，或 0.15ml/kg 稀释成 0.2%的溶液缓慢静脉注射，生效后停药。⑥硫喷妥钠：顽固抽搐不止者可用硫喷妥钠，一般初始剂量 4～5mg/kg，缓慢注射，8～10 秒即可起效，然后以 2.5%的溶液静滴，速度为每分钟 2mg，发作停止后逐渐减量停药。

（2）对症处理

1）降颅压：出现脑水肿者给予 20%甘露醇 1～2g/（kg·次）静脉注射，6～8 小时 1 次。也可用地塞米松 0.2～0.4mg/（kg·次），静脉注射，6 小时 1 次。

2）维持水、电解质平衡。

3）降温：高热者给予物理及药物降温。

4）病因治疗

（3）热性惊厥的预防：主要目标是针对长程热性惊厥或反复多次的热性惊厥。可选择间隙预防法：在每次发热开始时使用地西泮 1mg/（kg·d），分 3 次口服，连服 2～3 天。间隙预防无效者，可采用长期预防法：丙戊酸 10～20mg/（kg·d），分 2 次口服，或苯巴比妥 3～5mg/（kg·d），分 1～2 次口服，应用 1～2 年。

【复习思考题】

1. 简答题

（1）热惊厥的发病机制是什么？其分型、临床特征如何？

（2）小儿惊厥的处理原则是什么？

（3）惊厥常见的病因有哪些？

2. 病例分析　　患儿，男，7个月，因发热伴咳嗽5天入院。入院后经先锋必、退热等对症处理，咳嗽有所好转，精神稍差，体温仍在38.5～40℃之间。X线胸片示：支气管肺炎。入院第4天早上突然出现抽搐，四肢强直，双眼凝视上翻，神志不清，持续约5分钟，经地西泮静注后停止。患儿围产史无异常，无外伤史。家族史无异常。

查体：体温38.9℃，嗜睡，皮肤未见皮疹。前囟饱满，口角无歪斜，颈稍抵抗。心率150次/分，律齐，未闻及杂音。双肺呼吸音粗，可闻及中、细湿啰音。腹软，肝脾肋下未及。右侧肢体肌张力增高，双侧膝腱反射亢进，右侧巴氏征阳性，左侧未引出。

（1）该患儿最可能的诊断是什么？

（2）为明确诊断，还需要做哪些检查？

（3）如何治疗？

笔记栏

见习十四（1） 营养性贫血

【见习要求】

1. 掌握正常小儿造血和血液特点，营养性缺铁性贫血的防治方法。

2. 了解营养性缺铁性贫血发生的原因。

3. 熟悉营养性缺铁性贫血的诊断方法及诊断标准。

【见习时数】 2学时。

【见习准备】

1. 典型病例1人/小组。

2. 血常规、骨髓象报告单、有关铁代谢的检查单各1份/组。

【见习过程】

1. 教师讲授缺铁性贫血病史的采集、体格检查要点，学生分组进病房采集病史，并做体格检查。

2. 学生回示教室汇报病历摘要、阳性体征，提出必要的辅助检查并说明其目的；教师展示血常规，骨髓象报告单，有关铁代谢的检查单。

3. 学生归纳临床特点，作出完整的诊断，并说明诊断依据。

4. 结合患儿的具体实际，教师以提问的方式小结。

【病史采集要点】

1. 现病史

（1）发病情况：起病急或缓慢？

（2）发病原因或诱因：发病的原因或诱因是什么？如早产，双胎，胎儿失血，孕母严重贫血胎儿储铁减少，有无食物搭配不合理，慢性腹泻致铁排泄增加，不及时添加含铁丰富的辅食，有无长期慢性失血。

（3）主要症状：皮肤黏膜苍白，髓外造血表现，非造血系统症状。

（4）伴随症状：是否有食欲下降，烦躁不安，萎靡不振，心力衰竭，皮肤黄疸、出血点及瘀点、瘀斑，血红蛋白尿，腹痛，呕血，便血，发热等。

（5）病情演变：是否进行性加重？原因是什么？

（6）诊疗情况：在何处就诊过？做过什么检查？用何药物及疗效如何？

（7）一般情况：精神、饮食、大小便、睡眠，体重有何变化？

2. 其他相关病史

（1）有无药物过敏史。

（2）个人史：出生时情况？有无胎-胎、胎-母、胎儿-胎盘输血。出生后发育喂养情况？

（3）既往史：既往有无类似病史？

（4）母孕期是否存在相关疾病。

【体查要点】

1. 体温、呼吸、脉搏、血压、神志、体位，面色。

2. 皮肤黏膜颜色，甲床的颜色，皮肤出血点及瘀点、瘀斑，毛发。

3. 髓外造血的特点 肝、脾、淋巴结是否肿大及程度。

4. 非造血系统 有无口腔炎，舌炎，或舌乳头萎缩，有无心脏扩大、心脏杂音及心力衰竭，有无反甲等。

5. 发育及营养状况。

6. 特殊外貌。

【辅助检查报告单展示】

1. 外周血象 <6 岁血红蛋白<110g/L，>6 岁血红蛋白<120g/L；MCHC<0.31，MCV<80fl，MCH<26pg。

2. 骨髓象 呈增生活跃，以中、晚幼红细胞增生为主，各期红细胞均较小，胞浆少，染色偏蓝，显示胞浆成熟落后于胞核。

3. 有关铁代谢的检查 SF＜12μg/L，FEP＞0.9μmol/L，SI＜9.0～10.7μmol/L，TIBC＞62.7μmol/L，TS＜15%。

【知识精要】

1. 临床表现 好发于6～24个月的小儿。

（1）一般表现：皮肤黏膜逐渐苍白，以唇、指甲较明显，易疲乏，年长儿可诉头晕、耳鸣、眼花等，有些患儿可有反甲。

（2）骨髓外造血表现：肝、脾、淋巴结可轻度肿大。

（3）非造血系统症状

1）消化系统：食欲减退，有异食癖，可有呕吐、腹泻；可出现口腔炎、舌炎，严重者出现萎缩性胃炎或吸收不良综合征。

2）神经系统：烦躁不安或萎靡不振、注意力不集中、记忆力减退、智力低下。

3）循环系统：心搏增快，严重者心脏扩大甚至发生心力衰竭。

4）免疫系统：免疫力低下，易合并感染。

2. 实验室检查

（1）外周血象。

（2）骨髓象。

（3）有关铁代谢的检查。

3. 诊断标准

（1）小细胞性低色素性贫血：＜6岁血红蛋白＜110g/L，＞6岁血红蛋白＜120g/L；MCHC＜0.31，MCV＜80fl，MCH＜26pg。

（2）有明确的缺铁的病因。

（3）TIBC＞62.7μmol/L，TS＜15%。

（4）SI＜9.0～10.7μmol/L。

（5）FEP＞0.9μmol/L。

（6）骨髓细胞外铁粒减少（0～＋），铁粒幼细胞＜15%。

（7）SF＜12μg/L。

（8）铁剂治疗有效。

符合第1条和第2～8条中任二条者，可明确为缺铁性贫血。

4. 鉴别诊断　略。

5. 治疗

（1）病因治疗：如合理饮食、治疗慢性失血性疾病。

（2）铁剂治疗

1）口服铁剂：是治疗缺铁性贫血的特效药，若无特殊情况应采用口服给药，二价铁盐容易吸收，常用的口服铁剂有硫酸亚铁、葡萄糖酸亚铁、富马酸铁等，口服铁剂的剂量为元素铁每日4～6mg/kg，分3次口服，以两餐之间口服为宜，应同时与维生素C同服，可增加铁的吸收。

2）注射铁剂：注射铁剂较易发生不良反应，甚至可发生过敏性反应致死，故应慎用，其适应证是：①诊断肯定但口服铁剂后无治疗反应者；②口服后胃肠反应严重者；③由于胃肠疾病胃肠手术后不能应用口服铁剂或口服铁剂吸收不良者。常用的铁剂有山梨醇枸橼酸铁复合物。

3）铁剂治疗的反应：网织红细胞于服药后2～3天开始上升，5～7天达高峰，2～3周后下降至正常，治疗1～2周后血红蛋白逐渐上升，治疗3～4周达到正常。

（3）一般治疗：防治感冒，改善营养等。

（4）输红细胞：HB＜60g/L时可输红细胞。

【复习思考题】

1. 简答题

（1）小儿缺铁性贫血常见于哪些病因？

（2）小儿缺铁性贫血的诊断依据是什么？

（3）缺铁性贫血用铁剂治疗时，如何有利于铁剂的吸收？如何观察疗效？

2. 病史采集训练 8 个月男婴，一直母乳喂养，未添加辅食，近 1 个月来出现面色苍白，查外周血象示小细胞性低色素性贫血，白细胞和血小板均正常，请围绕主诉采集相关病史。

3. 病例分析 患儿，男，2 岁，发现面色苍白 3 个月，平时饮食量不多，喜吃零食，大便一天一次，黄软便。体查：消瘦，面色苍白，睑结膜、唇黏膜及甲床苍白，浅表淋巴结不大，双肺无啰音，心率 142 次/分，律齐，心音有力，无杂音；腹平软，肝肋下 0.5cm，质软，脾肋下未扪及，肠鸣音可。血常规：WBC12×10⁹/L，HB70g/L，MCV73.5fb，MCH22.3pg。该患儿诊断上考虑什么？需与哪些疾病进行鉴别？还需进一步做些什么检查？其治疗原则是什么？

笔记栏

见习十四（2） 免疫性血小板减少症

【见习要求】

1. 掌握免疫性血小板减少症的临床表现及治疗方法。

2. 熟悉免疫性血小板减少症的诊断方法及诊断标准。

【见习时数】 1学时。

【见习准备】

1. 典型病例1人/小组。

2. 血常规、骨髓象报告单、血小板抗体、凝血功能测定各1份/组。

【见习过程】

1. 教师讲授免疫性血小板减少症病史的采集、体格检查要点，学生分组进病房采集病史，并做体格检查。

2. 学生回示教室汇报病历摘要、阳性体征，提出必要的辅助检查并说明其目的；教师展示血常规，骨髓象报告单，血小板抗体检查单。

3. 学生归纳临床特点，作出完整的诊断，并说明诊断依据。

4. 结合患儿的具体实际，教师以提问的方式小结。

【病史采集要点】

1. 现病史

（1）发病情况：起病急或缓慢？

（2）发病原因或诱因：发病的原因或诱因是什么？如病毒感染史，继发常见下列病症：疫苗接种、感染（CMV、Hp、HCV、HIV 等）、抗磷脂综合征、SLE、免疫缺陷病、药物、淋巴增殖性病变、骨髓移植的副作用等。

（3）主要症状：皮肤出血点及瘀点、瘀斑。

（4）伴随症状：腹痛，呕血，便血，发热等。

（5）病情演变：出血严重可致贫血，颅内出血少见，但预后不良。

（6）诊疗情况：在何处就诊过？做过什么检查？用何药物及疗效如何？

（7）一般情况：精神、饮食、大小便、睡眠，体重有何变化？

2. 其他相关病史

（1）有无药物过敏史。

（2）个人史：出生时情况？出生后发育喂养情况？预防接种史？

（3）既往史：既往病史及有无类似病史？

（4）母孕期是否健康。

【体查要点】

1. 体温、呼吸、脉搏、血压、神志、体位，面色。

2. 皮肤出血点及瘀点、瘀斑，面色，肝脾淋巴结。

3. 发育及营养状况。

【辅助检查报告单展示】

1. 外周血象 血小板 $<100\times10^9/L$，白细胞数正常，失血较多的可致贫血。出血时间延长，凝血时间正常，血块收缩不良。血清凝血酶原消耗不良。

2. 骨髓象 新诊断的 ITP 和持续性 ITP 骨髓巨核细胞增多或正常。慢性 ITP 巨核细胞显著增多，幼稚巨核浆细胞增多，核分叶减少，核浆发育不平衡，产生血小板的巨核细胞明显减少，其细胞质中有空泡形成、颗粒减少和量少等现象。

3. 其他 血小板抗体，主要是 PAIgG 增高，PAIgM 和 PAIgA 等可提高诊断的敏感性和特异性。血小板存活时间明显缩短。束臂实验阳性。

【**知识精要**】

1. 临床表现 1～5 岁小儿多见。以自发性皮肤和黏膜出血为突出表现,多为针尖大小的皮内或皮下出血点,或为瘀斑和紫癜,少见皮肤出血和血肿。常伴有鼻出血或齿龈出血。消化道大出血、颅内出血少见。出血严重者可致贫血。

2. 实验室检查

（1）外周血象。

（2）骨髓象。

（3）凝血功能、血小板抗体。

3. 诊断标准 ITP 为排他性诊断,诊断需根据临床表现及实验室检查,参考以下标准,且在治疗的过程中,若疗效不佳,需对疾病进行重新评估。

诊断标准:①至少两次血常规检测仅 PLT＜100×10^9/L,血细胞形态无异常;②皮肤出血点、瘀斑和（或）黏膜、脏器出血等临床表现;③一般无脾脏肿大;④需排除其他继发性血小板减少症,如低增生性白血病、以血小板减少为主发血液学异常的再生障碍性贫血、遗传性血小板减少症、继发于其他免疫性疾病,以及感染和药物因素等。

ITP 的分型:①新诊断 ITP:病程＜3 个月;②持续性 ITP:病程 3～12 个月;③慢性 ITP:病程＞12 个月。

4. 鉴别诊断 ①急性白血病;②再生障碍性贫血;③过敏性紫癜;④继发性血小板减少性紫癜。

5. 治疗 儿童 ITP 多为自限性,治疗措施更多取决于出血的症状,而非 PLT。当 PLT 20×10^9/L,无活动性出血表现,可先观察随访,不予治疗。在此期间,必须动态观察 PLT 的变化;如有感染需抗感染治疗。

1）一般疗法:①适当限制活动,避免外伤;②有或疑有细菌感染者，酌情使用抗感染治疗；③避免应用影响血小板功能的药物，如阿司匹林等；④慎重预防接种。

2）ITP 的一线治疗：PLT<20×10⁹/L 和（或）伴活动性 出血，建议使用以下治疗，一般无需血小板输注。

A. 肾上腺糖皮质激素：常用泼尼松剂量从 1.5～2rmg/（kg·d）开始（最大不超过 60mg/d），分次口服，用药至血小板数回升至接近正常水平即可逐渐减量直至停药，一般疗程不超过 4 周。

B. 静脉输注免疫球蛋白（IVIG）治疗：常用剂量 0.4～0.5g/kg，连用 5 天，或 1g/kg 静滴，必要时次日可再用 1 次。

C. 静脉输注抗-D 免疫球蛋白：用于 Rh（D）阳性的 ITP 患儿，提升 PLT 作用明显。用药后可见轻度血管外溶血。常用剂量 25～50μg/kg，连用 5 天一疗程。

3）ITP 的二线治疗：对一线治疗无效病例需对诊断再评估，进一步除外其他疾病。然后根据病情酌情应用以下二线治疗。

A. 药物治疗

大剂量地塞米松：地塞米松 0.6 mg/（kg·d），连用 4 天，每 4 周 1 个疗程，酌情使用 4～6 个疗程鉴于大 剂量地塞米松对血压、血糖、行为异常等的影响，应密切观察，同时使用胃黏膜保护剂。

抗 CD20 单克隆抗体（rituximab，利妥昔单抗）：标准剂量方案 375mg/m²，静脉滴注，每周 1 次，共 4 次；一般在首次注射 4～8 周内起效。

促血小板生成剂：对于严重出血，一线治疗无效可选用。重组人血小板生成素（TPO）：对于严重出血，一线治疗无效可选用；血小板生成素受体激动剂。

免疫抑制剂及其他治疗：常用的药物包括硫唑嘌呤、长春新碱、环孢素 A 及干扰素等，可酌情选择。免疫抑制剂治疗儿童 ITP 的疗效不肯定，毒副作用较多，应慎重选择，密切观察。

B. 脾切除术：鉴于儿童患者的特殊性，应严格掌握适应证，尽可能地推迟切脾时间。在脾切除前，必须对 ITP 的诊断重新评价，骨髓巨核细胞数量增多者方可考虑脾切除术。

4）ITP 的紧急治疗：若发生危及生命的出血，应积极输注浓缩血小板制剂以达迅速止血的目的。

6. 预后 儿童 ITP 预后良好，80%～90%的病例在 12 个月内 PLT 恢复正常，10%～20%发展为慢性 ITP，约 30%的慢性 ITP 患儿仍在确诊后数月或数年自行恢复。尽管大多数患儿在病程中出现 PLT 明显降低，但发生严重出血的比例很低，颅内出血的发病率约为 0.1%～0.5%，约 3%的儿童慢性 ITP 为自身免疫性疾病的前驱症状，经数月或数年发展为系统性红斑狼疮、风湿病或 Kvans 综合征等。

【复习思考题】

1. 简答题 免疫性血小板减少症的诊断及分型。

2. 病史采集训练 8 个月男婴，发现皮肤瘀点、瘀斑 2 天。请围绕主诉采集相关病史。

笔记栏

见习十四（3） 急性白血病

【见习要求】

1. 了解急性白血病的分类及分型。

2. 掌握白血病的临床表现。

3. 了解急性白血病的化疗方案。

【见习时数】 1 学时。

【见习准备】

1. 典型病例 1 人/小组。

2. 血常规、骨髓象报告单、组织化学染色、免疫分型、融合基因、染色体的检查单各 1 份/组。

【见习过程】

1. 教师讲授急性白血病的病史的采集、体格检查要点，学生分组进病房采集病史，并做体格检查。

2. 学生回示教室汇报病历摘要、阳性体征，提出必要的辅助检查并说明其目的；教师展示外周血象。骨髓象报告单、组织化学染色、免疫分型、融合基因、染色体的检查单。

3. 学生归纳临床特点，作出完整的诊断，并说明诊断依据。

4. 结合患儿的具体实际，教师以提问的方式小结。

【病史采集要点】

1. 现病史

（1）发病情况：大多较急，少数缓慢。早期症状有面色苍白、精神不振、乏力、食欲低下、鼻出血或齿龈出血等；少数患儿以发热和类似风湿热的骨关节痛为首发症状。

（2）发病原因或诱因：发病的原因或诱因是什么？可能与下列因素有关：病毒感染；理化因素；遗

传因素等。

（3）主要症状：发热、贫血、出血；白血病细胞浸润表现：①肝、脾、淋巴结肿大在急性淋巴细胞白血病尤为显著。②骨和关节疼痛及胸骨压痛，约25%患儿以四肢长骨、肩、膝、腕、踝等关节疼痛为首发症状，其中部分呈游走性关节痛，局部红肿现象多不明显。③皮肤结节、肿块、斑丘疹等少见。④中枢神经系统白血病，早期通常仅在脑脊液中发现白血病细胞，晚期出现颅内压增高、脑膜刺激征、脑神经麻痹、脑脊髓运动神经受损等表现，出现头痛、呕吐、嗜睡、惊厥、昏迷、偏瘫、截瘫等症状。⑤睾丸白血病（testic leukemia，TL），单侧或双侧，局部肿硬、触痛，阴囊皮肤可呈红黑色。常见于病情完全缓解时，是白血病复发的重要原因之一。⑥其他器官浸润。心脏浸润可引起心脏扩大、传导阻滞、心包积液和心力衰竭等；消化系统浸润可引起食欲缺乏、腹痛、腹泻等；肾浸润可引起肾肿大、蛋白尿、管型尿等；腮腺浸润导致腮腺肿大等。

（4）伴随症状：是否有食欲下降，烦躁不安，萎靡不振，心力衰竭，气促、胸闷、皮肤黄疸、出血点及瘀点、瘀斑，血尿，腹痛，呕血，便血，发热等。

（5）病情演变：是否进行性加重？

（6）诊疗情况：在何处就诊过？做过什么检查？用何药物及疗效如何？

（7）一般情况：精神、饮食、大小便、睡眠，体重有何变化？

2. 其他相关病史

（1）有无药物过敏史。

（2）个人史：出生时情况？出生后发育喂养情况？预防接种情况？

（3）既往史：既往健康情况。

（4）母孕期的健康情况。家族人员的健康情况。

【体查要点】

1. 体温、呼吸、脉搏、血压、神志、体位，面色。

2. 皮肤黏膜颜色，甲床的颜色，皮肤出血点及瘀点、瘀斑。

3. 白血病的浸润症状 肝、脾、淋巴结是否肿大及程度；骨、关节疼痛及胸骨压痛；皮肤结节、肿块、斑丘疹等少见；单侧或双侧阴囊的局部肿硬、触痛，阴囊皮肤可呈红黑色有等。心脏扩大、心包积液和心力衰竭等；肾浸润可引起肾肿大肾区疼痛；腮腺浸润导致腮腺肿大等。

【辅助检查报告单展示】

1. 外周血象 红细胞及血红蛋白均减少，白细胞增高、正常或减少。白细胞分类示原始细胞和幼稚细胞占多数。血小板减少。

2. 骨髓象 典型的骨髓象为该类型白血病的原始及幼稚细胞极度增生；幼红细胞及巨核细胞减少。但有少数患儿的骨髓象表现为增生低下。

3. 组织化学染色、免疫分型、融合基因检测、染色体检测。采用 M（形态学）I（免疫学）C（细胞遗传学）M（分子生物学）即 MICM 综合分型。

（1）急性淋巴细胞白血病（ALL）

形态学分型（FAB 分型）根据原淋巴细胞形态学的不同，分为 3 种类型：①L1 型；②L2 型；③L3 型。免疫学分型一般可将急性淋巴细胞白血病分为 T、B 两大系列。T 系急性淋巴细胞白血病（T-ALL）；B 系急性淋巴细胞白血病（B-ALL）；伴有髓系标志的 ALL（My^+-ALL）。

临床分型分为 3 种类型：高危型急性淋巴细胞白血病；中危型急性淋巴细胞白血病；标危型急性淋巴细胞白血病。

（2）急性非淋巴细胞白血病（ANLL，又称 AML）

FAB 分型：①原粒细胞微分化型（M0）；②原粒细胞白血病未分化型（M1）；③原粒细胞白血病部分分化型（M2）；④颗粒增多的早幼粒细胞白血病（M3）；⑤粒-单核细胞白血病（M4）；⑥单核细胞白血病（M5）；⑦红白血病（M6）；⑧急性巨核细胞白血病（M7）。

免疫学分型急性非淋巴细胞可有 CD33、CD13、CD14、CD15、MPO（抗髓过氧化物酶）等髓系标志中的 1 项或多项阳性，也可有 CD34 阳性。细胞遗传学改变/和分子生物学分型：①染色体数目异常以亚二倍体为主，超二倍体较少；②常见的核型改变有 t（9；11）/MLL-AF9 融合基因（常见于 M5）；t（11；19）/ENL-MLL 融合基因；t（8；21）/AML-ETO 融合基因（M2b 的特异标记）；t（15；17）/PML-RAR。

【知识精要】

1. 临床表现 大多较急，少数缓慢。早期症状有面色苍白、精神不振、乏力、食欲低下、鼻出血或齿龈出血等；少数患儿以发热和类似风湿热的骨关节痛为首发症状。发热、贫血、出血；白血病细胞浸润表现：①肝、脾、淋巴结肿大，撑皮肿大在急性淋巴细胞白血病尤为显著。②骨和关节疼痛及胸骨压痛，约 25%患儿以四肢长骨、肩、膝、腕、踝等关节疼痛为首发症状，其中部分呈游走性关节痛，局部红肿现象多不明显。③皮肤结节、肿块、斑丘疹等少见。④中枢神经系统白血病，早期通常仅在脑脊液中发现白血病细胞，晚期出现颅内压增高、脑膜刺激征、脑神经麻痹、脑脊髓运动神经受损等表现，出现头痛、呕吐、嗜睡、惊厥、昏迷、偏瘫、截瘫等症状。⑤睾丸白血病，单侧或双侧，局部肿硬、触痛，阴囊皮肤可呈红黑色。常见于病情完全缓解时，是白血病复发的重要原因之一。⑥其他器官浸润。心脏浸润可引起心脏扩大、传导阻滞、心包积液和心力衰竭等；消化系统浸润可引起食欲缺乏、腹痛、腹泻等；肾浸润可引起肾肿大、蛋白尿、管型尿等；腮腺□润导致腮腺肿大等。

2. 实验室检查　见辅助检查报告单展示。

3. 治疗　急性白血病的治疗主要是以化疗为主的综合治疗，其原则是早期诊断、早期治疗；应严格区分白血病的类型，按照类型选用不同的化疗方案及相应的药物剂量；采用早期连续适度化疗和分阶段长期规范治疗方针。同时要早期防治中枢神经系统白血病和睾丸白血病；注意支持疗法。持续完全缓解 2～3 年者方可停止治疗。

（1）急性淋巴细胞白血病的化疗：①诱导治疗：基本方案为 PVDL 方案；②巩固治疗：全国方案推荐 CAM 方案；③预防髓外白血病：三联鞘内注射；大剂量甲氨蝶呤-四氢叶酸钙疗法；颅脑放疗治疗；早期强化治疗或再诱导治疗；维持治疗和加强治疗；中枢神经白血病的治疗；睾丸白血病的治疗。

（2）急性非淋巴细胞白血病的治疗：除 M3 外，各型 ANLL 的诱导治疗的基本方案如下：①DA 方案；②DEA 方案。后加缓解后治疗。M3 选用以下方案：①全反式维 A 酸，DNR，Ara-C；②全反式维 A 酸，三氧化二砷。

【复习思考题】

1. 简述白血病的临床表现为主要有哪些？

2. 简述急性非淋巴细胞白血病的 FAB 分型有哪些？

见习十五（1） 感染性休克

【见习要求】

1. 了解感染性休克的发病机制。

2. 掌握感染性休克的临床表现。

3. 掌握感染性休克的诊断。

4. 熟悉感染性休克的治疗。

【见习时数】 4学时。

【见习准备】

1. 感染性休克患儿 1 例及其检查资料（血常规、CRP、PCT、血培养、血气分析、血液生化、DIC 全套、影像资料等）。

2. 血压计、听诊器、感染性休克诊治流程图、有创血流动力学监测设备。

【见习过程】

1. 教师讲授感染性休克病史采集、体格检查要点，学生分组进病房采集病史，并做体格检查。

2. 学生回示教室，汇报病历摘要、阳性体征，提出必要的辅助检查并说明其目的，教师展示血常规、CRP、PCT、血培养、血气分析、血液生化、DIC 全套、影像资料等。

3. 学生归纳临床特点，做出完整的诊断，并说明诊断依据。

4. 结合患儿的具体实际，教师详细讲授感染性休克的诊断和治疗。

5. 最后总结，列出感染性休克诊治流程。

【病史采集要点】

1. 现病史

（1）发病情况：急性或缓慢起病，发病年龄。

（2）发病原因及诱因：是否存在明确的病因或诱因。

（3）主要症状：是否有发热、畏寒或寒战、腹胀、呕吐、腹泻、脓血便、黄疸、关节痛、皮疹、皮肤黏膜出血、瘀斑、四肢厥冷、皮肤苍白或潮红、尿少或无尿、呼吸困难、头痛、嗜睡、抽搐、意识改变甚至昏迷等。

（4）病情演变：起病以来病情是否有加重或缓解，与哪些因素有关。

（5）诊疗情况：在何处就诊过，做过哪些检查，用过何种药物及疗效如何。

（6）一般情况：精神、食欲、睡眠、大小便如何，尿量改变。

2. 其他相关病史

（1）过去史：近期是否有皮肤感染病灶，如毛囊炎、疖肿、脓疱疮、新生儿脐炎，或中耳炎、肺炎、肠炎、皮肤烧伤、脑膜炎、细菌性痢疾、败血症、白血病、肿瘤、结缔组织病、急性化脓性胆管炎、心肌炎、急性坏死性胰腺炎等病史。

（2）个人史：询问有无接种各种传染病疫苗。

（3）家族史：家庭成员中近期是否有发热、感染性疾病、脑膜炎、细菌性痢疾的情况。

【体查要点】

1. 注意血压、脉压、心率、脉搏、呼吸、神志情况、

体温变化及热型，小婴儿、重度营养不良患儿可不发热或表现为体温不升。

2. 注意有无精神委靡、烦躁、意识改变、面色苍白或青灰、四肢厥冷、心率加快、脉搏细弱、心音低钝、气促、血压下降、脉压变小等。

3. 注意有无皮肤出血点、瘀斑、皮疹、关节肿胀、肺部啰音、肝脾大、黄疸、腹部压痛、脑膜刺激征、毛细血管充盈时间延长等。

【辅助检查报告单展示】

1. 实验室检查 常规检查细菌感染时外周血检查白细胞总数明显升高，严重时或革兰阴性菌败血症时不高或降低，中性分类增多，核左移，可见中毒颗粒。休克时血液浓缩，可有血红蛋白升高。并发 DIC 时有血小板减少与凝血功能异常，D-二聚体阳性，血乳酸升高，CRP、PCT 升高。血液生化异常可反映脏器功能情况，败血症者血液或骨髓普通培养、厌氧菌培养和 L 型细菌培养可呈阳性。流行性脑脊髓膜炎病人的皮肤瘀点涂片可见脑膜炎球菌，脑脊液有化脓性脑膜炎改变。中毒性菌痢者粪便检查有脓细胞、吞噬细胞、红细胞，细菌培养有痢疾杆菌。

2. 特殊检查 其他检查根据原发病不同，可进行 X 线胸片、B 超、脓肿穿刺检查等。

【知识精要】

1. 感染性休克的诊断 中华急诊医学分会儿科组和中华儿科分会急诊组于 2015 年制订了儿科感染性休克（脓毒症毒性休克）诊治专家共识。

脓毒症患者出现组织灌注不足和心血管功能障碍即可诊断为感染性休克（脓毒症毒性休克），表现为：

（1）低血压：血压＜该年龄组第 5 百分位，或收缩压<该年龄组正常值 2 个标准差以下。

（2）需用血管活性药物始能维持血压在正常范围[多巴胺>5μg/（kg·min）]或任何剂量的多巴酚丁胺、去甲肾上腺素、肾上腺素。

（3）具备下列组织低灌注表现中的 3 条

1）心率、脉搏变化：外周动脉搏动细弱，心率、脉搏增快，见表 15-1。

表 15-1　各年龄组儿童心率变量

年龄组	心率（次/分）	
	心动过速	心动过缓
≤1 周	>180	<100
>1 周～1 个月	>180	<100
>1 个月～1 岁	>180	<90
>1～6 岁	>140	<60
>6～12 岁	>130	<60
>12～18 岁	>110	<60

注：低值取第 5 百分位，高值取第 95 百分位

2）皮肤改变：面色苍白或苍灰，湿冷，大理石样花纹。如暖休克可表现为四肢温暖、皮肤干燥。

3）毛细血管再充盈时间（CRT）延长（>3s）（需除外环境温度影响），暖休克时 CRT 可以正常。

4）意识改变：早期烦躁不安或萎靡，表情淡漠。晚期意识模糊，甚至昏迷、惊厥。

5）液体复苏后尿量仍<0.5 ml/（kg·h），持续至少2 小时。

6）乳酸性酸中毒（除外其他缺血缺氧及代谢因素等），动脉血乳酸>2 mmol/L。

2. 感染性休克（脓毒性休克）**分期**

（1）代偿期：儿童脓毒性休克的诊断与成人不同之

处在于不一定具备低血压。当患儿感染后出现上述 3 条或以上组织低灌注表现，此时如果血压正常则诊断感染性休克（脓毒性休克）代偿期。

（2）失代偿期：代偿期灌注不足表现加重伴血压下降，则进展为失代偿期。不同年龄低血压标准参考表 15-2。

表 15-2　不同年龄儿童低血压标准

年龄	收缩压（mmHg）
≤1 个月	<60
> 1 个月~1 岁	<70
>1~9 岁	<[70 +（2×岁）]
≥10 岁	<90

注：取第五百分位；1mmHg=0.133kPa

3. 感染性休克（脓毒性休克）分型

1）冷休克：低排高阻或低排低阻型休克，除意识改变、尿量减少外，表现为皮肤苍白或花斑纹，四肢凉，外周脉搏快、细弱，CRT 延长。休克代偿期血压可正常，失代偿期血压降低。

2）暖休克：高排低阻型休克，可有意识改变、尿量减少或代谢性酸中毒等，但四肢温暖，外周脉搏有力，CRT 正常，心率快，血压降低。

在急诊室判断冷休克与暖休克的简单方法见表 15-3。

表 15-3　冷休克与暖休克的鉴别要点

特征	暖休克	冷休克
毛细血管再充盈时间（s）	≤2	>2
外周脉搏搏动	有力	减弱
皮肤花斑	无	有

4. 感染性休克（脓毒性休克）的治疗

（1）初期复苏治疗目标：脓毒性休克的早期识别、

及时诊断、及早治疗是改善预后、降低病死率的关键。一旦诊断脓毒性休克，在第 1 个 6 小时内达到：CRT≤2 秒，血压正常（同等年龄），脉搏正常且外周和中央搏动无差异，肢端温暖，尿量 1ml/（kg·h），意识状态正常。如果有条件进一步监测如下指标并达到：中心静脉压（CVP）8～12mmHg（1mmHg = 0.133 kPa），中央静脉混合血氧饱和度（ScvO$_2$）≥70%，心脏指数（CI）3.3～6.0L/（min·m^2），初始液体复苏时血乳酸增高者复查血乳酸至正常水平，血糖和离子钙浓度维持正常。

（2）呼吸、循环支持：为便于记忆采用 ABC 治疗法则：开放气道（A）、提供氧气（B）、改善循环（C）。

1）呼吸支持：确保气道畅通（A），给予高流量鼻导管供氧或面罩氧疗（B）。如鼻导管或面罩氧疗无效，则予以无创正压通气或尽早气管插管机械通气。在插管前，如血流动力学不稳定应先行适当的液体复苏或血管活性药物输注，以避免插管过程中加重休克。如果患儿对液体复苏和外周正性肌力药物输注无反应，应尽早行机械通气治疗。

2）循环支持：通过液体复苏达到最佳心脏容量负荷，应用正性肌力药以增强心肌收缩力，或应用血管舒缩药物以调节适宜的心脏压力负荷，最终达到改善循环和维持足够的氧输送。

液体治疗：

液体复苏：首剂首选等渗晶体液（常用 0.9%氯化钠）20ml/kg（如体重超重患儿，按理想体重计算），5～10min 静脉输注。然后评估体循环灌注改善情况（意识、心率、脉搏、CRT、尿量、血压等）。若循环灌注改善不明显，则再予第 2、3 次液体，可按 10～20ml/kg，并适当减慢输注速度，1 小时内液体总量可达 40～60ml/kg。如仍无效或存在毛细血管渗漏或低蛋白血症可给予等量 5%白蛋白。接近成人体重的患儿液体复苏量为：每次等渗晶体液 500～1000ml 或 5%白蛋白 300～500ml，30 分钟内输入。液体复苏期间严密监测患儿对容量的反应性，如出现肝大和肺部啰音（容量负荷过度）则停止液体复苏并利尿。如有条件可同时监测 CVP 数值的动态变化，当液体复苏后 CVP 升高不超过 2mmHg 时，提示心脏对容量的反应性良好，可以继续快速输液治疗；反之，机体不能耐受快速补液。也可采用被动抬腿试验评估患儿的容量反应。第 1 小时液体复苏不用含糖液，若有低血糖可用葡萄糖 0.5～1.0g/kg 纠正。脓毒性休克液体复苏不推荐应用羟乙基淀粉，因有致急性肾损伤（AKI）和需要肾替代治疗的风险。液体复苏时血管通路的建立尤为重要，应在诊断休克后尽早建立静脉通路（2 条静脉），如果外周血管通路难以快速获得，尽快进行骨髓腔通路的建立。条件允许应放置中心静脉导管。

继续和维持输液：由于血液重新分配及毛细血管渗漏等，脓毒性休克的液体丢失和持续低血容量可能要持续数日，因此要继续和维持输液。继续输液可用 1/2～2/3 张液体，根据血电解质测定结果进行调整，6～8 小时内输液速度 5～10ml/（kg·h）。维持输液用 1/3 张液体，24 小时内输液速度 2～4ml/（kg·h），24 小时后根据情况进行调整。在保证通气前提下，根据血气分析结果给予碳酸氢钠，使 pH>7.15 即可。根据患儿白蛋白水平、凝血状态等情况，适当补充胶体液，如白蛋白或血浆等。继续及维持输液阶段也要动态观察循环状态，评估液体量是否恰当，随时调整输液方案。

3）血管活性药物：经液体复苏后仍然存在低血压和低灌注，需考虑应用血管活性药物提高和维持组织灌注压，改善氧输送。

多巴胺：用于血容量足够和心脏节律稳定的组织低灌注和低血压患儿。多巴胺对心血管作用与剂量相关，中剂量[5～9μg/（kg·min）]增加心肌收缩力，用于心输出量降低者。大剂量[10～20μg/（kg·min）]使血管收缩血压增加，用于休克失代偿期。根据血压监测调整剂量，最大不宜超过 20μg/（kg·min）。

多巴酚丁胺：正性肌力作用，用于心输出量降低者。剂量 5～20μg/（kg·min）。多巴酚丁胺无效者，可用肾上腺素。

肾上腺素：小剂量[0.05～0.30μg/（kg·min）]正性肌力作用。较大输注剂量[0.3～2.0μg/（kg·min）]用于多巴胺抵抗型休克。

去甲肾上腺素：暖休克时首选去甲肾上腺素，输注剂量 0.05～1.00μg/（kg·min），当需要增加剂量以维持血压时，建议加用肾上腺素或肾上腺素替换去甲肾上腺素。

米力农：属磷酸二酯酶抑制剂Ⅲ，具有增加心肌收缩力和扩血管作用，用于低排高阻型休克。可先予以负荷量 25～50μg/kg（静脉注射，>10min），然后维持量 0.25～1.00μg/（kg·min）静脉输注。

硝普钠：当血流动力学监测提示心输出量降低、外周血管阻力增加、血压尚正常时可给予正性肌力药物加用扩血管药物，以降低心室后负荷，有利于心室射血和心输出量增加。一般使用短效制剂，如硝普钠 0.5～8.0 μg/（kg·min），应从小剂量开始，避光使用。

血管活性药物输注应通过中心静脉通路或骨髓腔通路，未获得中心静脉前可采用外周静脉输注，避免为获得中心静脉而延迟血管活性药物的应用。脓毒性休克患儿推荐建立有创动脉血压监测。

（3）积极抗感染治疗：诊断感染性休克（脓毒性休克）后的 1 小时内应静脉使用有效抗微生物制剂。需依据流行病学和地方病原流行特点选择覆盖所有疑似病原微生物的经验性药物治疗。尽可能在应用抗生素前获取血培养（外周、中央或深静脉置管处各 1 份）或其他感染源培养（如尿、脑脊液、呼吸道分泌物、伤口、其他体液等），但也不能因获取感染源培养困难而延误抗生素治疗。降钙素原（PCT）、C-反应蛋白（CRP）动态检测有助于指导抗生素治疗。积极寻找感染源，可选择合适的影像学检查。尽快确定和去除感染灶，如采取清创术、引流、冲洗、修补、去除感染装置等措施。

（4）肾上腺皮质激素：对液体复苏无效、儿茶酚胺（肾上腺素或去甲肾上腺素）抵抗型休克，或有暴发性紫癜、因慢性病接受肾上腺皮质激素治疗、垂体或肾上腺功能异常的脓毒性休克患儿应及时应用肾上腺皮质激素替代治疗，可用氢化可的松，应急剂量 50mg/（$m^2 \cdot d$），维持剂量 3～5mg/（kg·d），最大剂量可至 50mg/（kg·d）静脉输注（短期应用）。也可应用甲泼尼龙 1～2mg/（kg·d），分 2～3 次给予。一旦升压药停止应用，肾上腺皮质激素逐渐撤离。对无休克的脓毒症患儿或经足够液体复苏和升压药治疗后血流动力学稳定的脓毒性休克患儿，无需肾上腺皮质激素治疗。

（5）控制血糖：脓毒性休克可诱发应激性高血糖，如连续 2 次血糖超过 10 mmol/L（180mg/dl），可予以胰岛素静脉输注，剂量 0.05～0.10U/（kg·h），血糖控制目标值≤10mmol/L。胰岛素治疗过程中需严密监测血糖以防止低血糖的发生，根据血糖水平和下降速率随时调整胰岛素剂量。开始每 1～2 小时监测血糖 1 次，达到稳定后 4 小时监测 1 次。小婴儿由于糖原储备及肌肉糖异生相对不足，易发生低血糖，严重低血糖者可给予 25%葡萄糖 2～4ml/kg 静脉输注，并注意血糖检测。

（6）连续血液净化：脓毒性休克常因组织低灌注导致 AKI 或急性肾衰竭。在下列情况行连续血液净化治疗（CBP）：①AKI Ⅱ 期；②脓毒症至少合并一个器官功能不全时；③休克纠正后存在液体负荷过多经利尿剂治疗无效，可予以 CBP，防止总液量负荷超过体重的 10%。

（7）抗凝治疗：脓毒性休克患儿因内皮细胞损伤常诱发凝血功能异常，尤其易导致深静脉栓塞。儿童深静脉血栓的形成往往与深静脉置管有关，肝素涂层的导管可降低导管相关性深静脉血栓的发生风险。对高危患儿（如青春期前）可应用普通肝素或低分子肝素预防深静脉血栓的发生。如出现血栓紫癜性疾病（包括弥散性血管内凝血、继发性血栓性血管病、血栓性血小板减少性紫癜）时，给予新鲜冰冻血浆治疗。

（8）体外膜肺氧合：对于难治性休克或伴有 ARDS 的严重脓毒症患儿，如医疗机构有条件并患儿状况允许可行体外膜肺氧合治疗。

（9）其他

1）血液制品：若红细胞压积（HCT）<30%伴血流动力学不稳定，应酌情输红细胞悬液，使血红蛋白维持 100 g/L 以上。当病情稳定后或休克和低氧血症纠正后，则血红蛋白目标值>70g/L 即可。血小板<$10×10^9$/L（没有明显出血）或血小板<$20×10^9$/L（伴明显出血），应预防性输血小板；当活动性出血、侵入性操作或手术时，需要维持较高血小板（≥$50×10^9$/L）。

2）丙种球蛋白：对严重脓毒症患儿可静脉输注丙种球蛋白。

3）镇痛、镇静：脓毒性休克机械通气患儿应给予适当镇痛镇静治疗，可降低氧耗和有利于器官功能保护。

4）营养支持：能耐受肠道喂养的严重脓毒症患儿及早予以肠内营养支持，如不耐受可予以肠外营养。

（10）感染性休克（脓毒性休克）诊治流程图，见图 15-1。

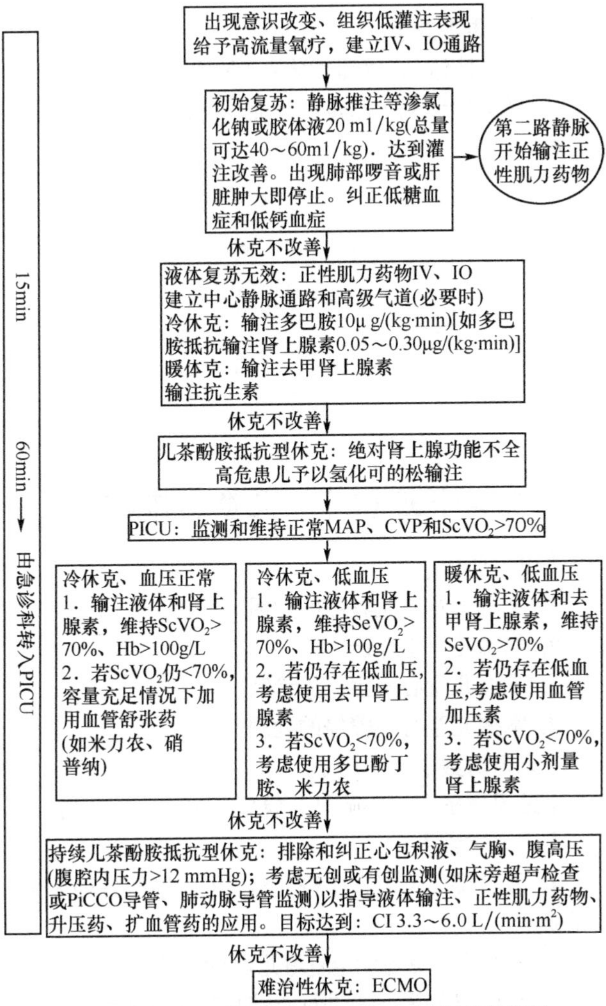

出现意识改变、组织低灌注表现
给予高流量氧疗，建立IV、IO通路

初始复苏：静脉推注等渗氯化钠或胶体液20 ml/kg(总量可达40～60ml/kg)。达到灌注改善。出现肺部啰音或肝脏肿大即停止。纠正低糖血症和低钙血症

第二路静脉开始输注正性肌力药物

休克不改善

液体复苏无效：正性肌力药物IV、IO
建立中心静脉通路和高级气道(必要时)
冷休克：输注多巴胺10μg/(kg·min)[如多巴胺抵抗输注肾上腺素0.05～0.30μg/(kg·min)]
暖休克：输注去甲肾上腺素
输注抗生素

休克不改善

儿茶酚胺抵抗型休克：绝对肾上腺功能不全高危患儿予以氢化可的松输注

PICU：监测和维持正常MAP、CVP和ScVO₂>70%

冷休克，血压正常	冷休克，低血压	暖休克，低血压
1. 输注液体和肾上腺素，维持ScVO₂>70%、Hb>100g/L 2. 若ScVO₂仍<70%，容量充足情况下加用血管舒张药(如米力农、硝普纳)	1. 输注液体和肾上腺素，维持SeVO₂>70%、Hb>100g/L 2. 若仍存在低血压，考虑使用去甲肾上腺素 3. 若ScVO₂<70%，考虑使用多巴酚丁胺、米力农	1. 输注液体和去甲肾上腺素，维持SeVO₂>70% 2. 若仍存在低血压，考虑使用血管加压素 3. 若ScVO₂<70%，考虑使用小剂量肾上腺素

休克不改善

持续儿茶酚胺抵抗型休克：排除和纠正心包积液、气胸、腹高压(腹腔内压力>12 mmHg)；考虑无创或有创监测(如床旁超声检查或PiCCO导管、肺动脉导管监测)以指导液体输注、正性肌力药物、升压药、扩血管药的应用。目标达到：CI 3.3～6.0 L/(min·m²)

休克不改善

难治性休克：ECMO

15min

60min

由急诊科转入PICU

图15-1 感染性休克（脓毒性休克）诊治流程图

注：IV：静脉注射器；IO：骨髓腔内注射器；PICU：儿科重症监护病房；MAP：平均动脉压；CVP：中心静脉压；ScVO₂：中央静脉混合血氧饱和度；Hb：血红蛋白；PiCCO：脉波指示剂连续心排血量监测；CI：心脏指数；ECMO：体外膜肺氧合；1mmHg=0.133kPa

【复习思考题】

1. 感染性休克（脓毒性休克）的诊断与分期有哪些？

2. 感染性休克（脓毒性休克）的治疗有哪些？

笔记栏

见习十五（2）　儿童心肺复苏

【见习要求】

1. 了解儿童心跳骤停的病因。

2. 熟悉儿童生存链。

3. 掌握儿童心跳骤停的诊断。

4. 掌握儿童心跳骤停的处理。

【见习时数】　2学时。

【见习准备】　心肺复苏模型一个及病历一份。

【见习过程】

1. 教师带领见习学生进儿科 PICU 了解各种危重症的病因。

2. 教师启发见习学生复习儿童心跳骤停的常见病因。

3. 教师以临床病历进行心肺复苏流程演练。

【儿童心跳骤停的诊断要点】

1. 突然昏迷，儿童多无先兆症状。

2. 大动脉搏动消失。

3. 呼吸停止。

4. 心音消失。

5. 瞳孔扩大、固定，对光反射消失。

6. 心电图称等电位线、室颤或有心电机械分离。

【儿童心肺复苏的处理】

1. 迅速评估和启动急救医疗服务系统 迅速评估环境是否安全、评估反应性和呼吸、检查大血管搏动、迅速决定是否需要 CPR。

2. 迅速实施 CPR 婴儿和儿童 CPR 程序为 C-A-B 方法；新生儿为 A-B-C。

（1）胸外按压：当发现患儿无反应、没有自主呼吸或只有无效的喘息样呼吸时，应立即胸外心脏按压。

手法：对新生儿或小婴儿使用双指按压法或双手环抱拇指按压法，按压时可用一手托住患儿背部，将另一手两手指置于乳头线下一指处进行按压，或两手掌及四手指托住两侧背部，双手大拇指按压。对于 1～8 岁的儿童使用单手按压法，可用一只手固定患儿头部，以便通气，另一手的手掌根部置于胸骨下半段（避开剑突），手掌根的长轴与胸骨的长轴一致。对于年长儿（＞8 岁），使用双手按压法，胸部按压方法与成人相同，应将患儿置于硬板上，将一手掌根部交叉放在另一手背上，垂直按压胸骨下半部；

胸外按压比例：双人 15∶2，单人 30∶2。

胸外按压深度：为胸部厚度的 1/3～1/2。

胸外按压速率：100～120 次/分。

胸外按压胸廓回弹：胸廓充分回弹，避免按压间歇倚靠患者胸上。

（2）保持呼吸道通畅：首先应去除气道内的分泌物、异物或呕吐物，有条件时予以口、鼻等上气道吸引。有明确异物病史时，首先去除异物（婴儿采用背部叩击-胸部挤压法；能站立或 3 岁以上儿童可用腹部挤压法）；开放气道多采取仰头抬颏法，疑有颈椎损伤者可用托颌法。

（3）建立呼吸：当呼吸道通畅后仍无自主呼吸时应采用人工辅助通气，维持气体交换。常用的方法有：口对口人工呼吸，复苏囊的应用，气管内插管人工呼吸法。建立高级气道管理后呼吸频率为 8~10 次/分（即每 6~8 秒给予 1 次呼吸）注意避免过度通气。

（4）除颤：初始除颤能量用 2J/kg，若需要第 2 次除颤，则点击能量升至 4J/kg，但不超过 10J/kg。除颤后立即恢复 CPR，尽可能缩短点击前后的胸外按压中断时间（<10 秒），2 分钟后重新评估心跳节律。

3. 迅速启动急救医疗服务系统

4. 高级生命支持

（1）高级气道通气：口咽气道、喉面罩通气道、气管插管、食管-气管联合导气管；其中气管导管选择①型号：若为无囊气管导管导管内径小于 1 岁 3.5mm，1~2 岁 4mm，大于 2 岁为 4+（年龄/4）mm；若为有囊气管导管相应减少 0.5mm。②深度：12+（年龄/2）cm。

（2）供氧：自主循环尚未恢复前，推荐使用 100% 纯氧；有自主呼吸后，应逐步调整供氧，以保证动脉血氧饱和度≥94%。

（3）建立与维持输液通道：周围静脉通路、中心静脉通路、骨髓通路。

（4）药物治疗

1）肾上腺素：静脉或骨髓给药剂量为 0.01mg/kg（1∶10000 溶液 0.1ml/kg），最大剂量为 1mg；气管导管内给药剂量为 0.1mg/kg，最大剂量为 2.5mg；时间隔 3~

5 分钟重复 1 次，注意不能与碱性溶液在同一管道输注。

2）碳酸氢钠：不常规使用，在抢救中毒、高血钾所致的心脏骤停，以及较长时间心脏骤停时，需要使用，首次剂量 1mmol/L，静脉或骨髓内缓慢注入，后再根据血气分析结果酌情调整。

3）葡萄糖：低血糖时，应给予葡萄糖 0.5g/kg，静脉或骨髓内给药，新生儿用 10%葡萄糖 5～10ml/kg，婴儿和儿童用 25%葡萄糖 2～4ml/kg，青少年用 50%葡萄糖 1～2ml/kg。CPR 期间宜用无糖液，血糖高时即要控制，CPR 后伴有高血糖的患儿预后差。

4）纳洛酮：用于阿片类药物过量，<5 岁或体重≤20kg 者为 0.1mg/kg，≥5 岁或≥20kg 者为 2mg，静脉或骨髓或气管导管内给药。

对复苏后患儿出现的低血压、心率失常、颅内高压等应分别予以预防及处理。

【常见并发症及处理】

1. 胃胀气、反流 复苏时若气道不畅或吹气力量过大会导致胃胀气、胃内容物反流致窒息。处理：复苏时间较长时应留置胃管排气。

2. 胸骨、肋骨骨折、气胸、血胸 表现为胸廓异常隆起，可扪及骨擦感、叩诊异常，胸部 X 线可辅助诊断。处理：按相应骨折、气胸、血胸处理。

3. 腹腔脏器破裂 如肝、脾破裂，临床表现为血压下降，面色苍白，腹部体查移动性浊音阳性，腹腔 B 超或 CT、诊断性腹腔穿刺辅助诊断。处理：必要时抗休克、手术治疗。

【复习思考题】

公园里，一个 3 岁的男孩在大树下拾起从电线杆上断落的电线时突然发生呼吸困难，面色发绀，呼之无反应。请予以现场急救。

见习十六（1） 手 足 口 病

【见习要求】

1. 了解手足口病的病原学及流行病学。

2. 了解手足口病的发病机制。

3. 掌握手足口病的临床表现，诊断依据及鉴别要点。

4. 掌握手足口病危重病例的早期识别。

5. 熟悉手足口病的治疗。

【见习时数】 2学时。

【见习准备】 典型患儿一个或病历一份。

【见习过程】

1. 教师带领见习学生进门诊留观室见习手足口病。

2. 教师启发见习学生复习手足口病的病原学、流行病学及发病机制，讨论临床特征，诊断依据及防治方法。

3. 教师作幻灯片示教。

【病史采集要点】

现病史

（1）发病情况：急性起病。

（2）发病原因或诱因：可能有接触手足口病患者，或去过人口密集的地方。

（3）主要症状：身起皮疹，手足尤甚，大多有发热，可伴有咳嗽、流涕、食欲不振、流涎。

（4）伴随症状：有无惊跳、精神萎靡、惊厥、气促、面色灰白、皮肤花纹、出冷汗等表现。

（5）病情演变：病情进行性加重。

（6）诊疗情况：入院前诊断治疗（具体用药）。

（7）一般情况。

【体查要点】

1. 体温、脉搏、呼吸、血压、面色、神志、瞳孔。

2. 口腔　是否有疱疹、全身皮肤皮疹、尤其是手心、足底皮疹有否。

3. 心率、心律、肺部啰音。

4. 神经系统　前囟张力，精神是否萎靡，惊跳，四肢肌张力，病理征。

【知识精要】

1. 临床表现　手足口病主要发生在 5 岁以下的儿童，潜伏期：多为2～10天，平均3～5天。

（1）普通病例表现：急性起病，发热、口痛、厌食、口腔黏膜出现散在疱疹或溃疡，位于舌、颊黏膜及硬腭等处为多，也可波及软腭，牙龈、扁桃体和咽部。手、足、臀部、臂部、腿部出现斑丘疹，后转为疱疹，疱疹周围可有炎性红晕，疱内液体较少。手足部较多，掌背面均有。皮疹消退后不留痕迹，无色素沉着。部分病例仅表现为皮疹或疱疹性咽峡炎。部分病例皮疹表现不典型，如单一部位或仅表现为斑丘疹。

（2）重症病例表现：少数病例（尤其是小于3岁者）病情进展迅速，在发病1～5天出现脑膜炎、脑炎（以脑干脑炎最为凶险）、脑脊髓炎、肺水肿、循环障碍等，极少数病例病情危重，可致死亡，存活病例可留有后遗症。

1）神经系统表现并发中枢神经系统疾病时表现：精神差、嗜睡、易惊、头痛、呕吐、谵妄甚至昏迷；肢体抖动，肌阵挛、眼球震颤、共济失调、眼球运动障碍；无力或急性弛缓性麻痹；惊厥。查体可见脑膜刺激征，腱反射减弱或消失，巴氏征阳性。合并有中枢神经系统症状以2岁以内患儿多见。

2）呼吸系统表现并发肺水肿表现：呼吸浅促、呼吸困难或节律改变，口唇发绀，咳嗽，咳白色、粉红色或血性泡沫样痰液；肺部可闻及湿啰音或痰鸣音。

3）循环系统表现并发心肌炎表现：面色苍灰、皮肤花纹、四肢发凉，指（趾）发绀；出冷汗；毛细血管再充盈时间延长。心率增快或减慢，脉搏浅速或减弱甚至消失；血压升高或下降。

2. 辅助检查

（1）血常规：白细胞计数多正常或降低，病情危重者白细胞明显增高。

（2）血生化检查：部分病例肝功能和心肌酶异常，病情危重者可有肌钙蛋白和血糖升高。

（3）血气分析：呼吸系统受累时可有动脉血氧分压降低，血氧饱和度下降，二氧化碳升高和酸中毒。

（4）脑脊液检查：神经系统受累时可表现外观清亮，压力增高，细胞计数增多（以单核细胞为主），蛋白正常或轻度升高，糖和氯化物正常。

（5）胸部X线检查：可表现为双肺纹理增多、网格状、斑片状阴影，部分以单侧为主。

（6）磁共振检查：神经系统受累者可见以脑干、脊髓灰质损害为主的异常改变。

（7）病原学检查：鼻咽拭子、气道分泌物、疱疹液或粪便标本中柯萨奇 A 组 16、EV71 等肠道病毒特异性核酸阳性或分离到肠道病毒可确诊。

（8）血清学检查：急性期与恢复期血清柯萨奇 A 组 16、EV71 等肠道病毒中和抗体有 4 倍以上的升高亦可确诊。

3. 诊断依据　根据流行病学资料、急性起病、发热（部分病例可无发热）伴手、足、口、臀部皮疹可诊断。少数重症病例皮疹不典型，临床诊断困难，需结合病原学或血清学检查作出诊断。

4. 危重症病例早期识别要点　①小于 3 岁；②持续高热不退；③精神差、呕吐、易惊、肢体抖动、无力；④呼吸、心率增快；⑤出冷汗、末梢循环不良；⑥高血压；⑦外周血白细胞计数、血小板计数明显增高；⑧高血糖。

5. 鉴别诊断

（1）小儿出疹性疾病的鉴别：见表 16-1。

表 16-1　小儿常见出疹性疾病的鉴别诊断

	病原	全身症状及其他特征	皮疹特点	发热与皮疹关系
麻疹	麻疹病毒	呼吸道卡他性炎症，结膜炎，发热第 2～3 天口腔黏膜斑	红色斑丘疹，自头面部—颈—躯干—四肢，退疹后有色素沉着及细小脱屑	发热 3～4 天，出疹期热更高
风疹	风疹病毒	全身症状轻，耳后、枕部淋巴结肿大并触痛	面部—躯干—四肢，斑丘疹，疹间有正常皮肤，退疹后无色素沉着及脱屑	发热后半天至1天出疹
幼儿急疹	人疱疹病毒 6 型	一般情况好，高热时可有惊厥，耳后枕部淋巴结亦可肿大，常伴有轻度腹泻	红色斑丘疹，颈及躯干部多见，一天出齐，次日消退	高热 3～5 天，热退疹出

续表

	病原	全身症状及其他特征	皮疹特点	发热与皮疹关系
猩红热	乙型溶血性链球菌	高热,中毒症状重,咽峡炎,杨梅舌,环口苍白圈,扁桃体炎	皮肤弥漫充血,上有密集针尖大小丘疹,持续3~5天退疹,疹退后伴脱皮	发热1~2天出疹,出疹时高热
肠道病毒感染	埃可病毒、柯萨奇病毒	发热、咽痛、流涕、结膜炎、腹泻、全身或颈、枕后淋巴结肿大	散在斑疹或斑丘疹,很少融合,1~3天消退,不脱屑,有时可呈紫癜样或水泡样皮疹	发热时或热退后出疹
药物疹		原发病症状,有近期服药史	皮疹痒感,摩擦及受压部位多,与用药有关,斑丘疹、疱疹、猩红热样皮疹、荨麻疹	发热、服药史

(2)其他病毒所致脑炎或脑膜炎:临床表现与手足口病合并中枢性神经系统损害的重症病例表现相似,对皮疹不典型者,应根据流行病学史尽快留取标本进行肠道病毒病原学检查,结合病原学或血清学检查作出诊断。

(3)肺炎:重症手足口并可发生神经源性肺水肿,应与肺炎鉴别。肺炎主要表现为发热、咳嗽、呼吸急促等呼吸道症状,一般无皮疹,大多无粉红色泡沫痰或血性泡沫痰。

(4)暴发性心肌炎:以循环障碍为主要表现的重症手足口病例需与暴发性心肌炎鉴别,后者多有严重的心律失常、心源性休克、阿斯综合征等表现,一般无皮疹。可根据病原学和血清学检测进行鉴别。

6. 治疗原则

(1)一般治疗:尚无特效抗病毒药物和特异性治疗

手段，主要为对症治疗。

（2）合并治疗

1）神经系统的治疗

控制颅内高压：限制入量，甘露醇降压、必要时加用呋塞米。

酌情使用糖皮质激素：甲泼尼龙 1～2mg/（kg·d）；氢化可的松 3～5mg/（kg·d）；地塞米松 0.2～0.5mg/（kg·d），病情稳定后，今早减停或停用。

酌情静脉注射免疫球蛋白，总量 2g/kg，分 2～5 天给予。

对症治疗：降温、镇静、止惊。

2）呼吸、循环衰竭的治疗：保持呼吸道通畅，吸氧；监测呼吸、心率、血压和血氧饱和度；保护重要脏器的功能，维持内环境稳定。

3）恢复期治疗：促进各脏器功能恢复、功能康复治疗，中西医结合治疗。

【复习思考题】

1. 简答题　如何在早期识别重症手足口病？

2. 病例分析　患儿，男，1 岁 3 个月，因发热、皮疹 3 天，频繁惊跳 1 天入院。起病前有接触手足口病患儿。

查体：T39.5℃，P180 次/分，R50 次/分，BP120/80mmHg，精神萎靡，手心、足底可见散在疱疹。前囟饱满，眼球震颤。心率 180 次/分，律齐，未闻及杂音。双肺呼吸音粗，未闻及啰音。腹软，肝脾肋下未及。四肢肌张力正常，病理征阴性。

（1）该患儿最可能的诊断是什么？

（2）为明确诊断，还需要做哪些检查？

（3）如何治疗？

见习十六（2）　小儿结核病

【见习要求】

1. 了解小儿结核病发病机制。

2. 掌握结核菌素试验的方法及临床意义。

3. 掌握小儿结核病的诊断及治疗方案。

4. 掌握原发综合征、支气管淋巴结核、急性粟粒性结核及结核性脑膜炎的临床表现，早期的诊断及治疗方法。

【见习时数】　4学时。

【见习准备】

1. 核菌素液、1ml注射器（专用）、针头4～5号、生理盐水。

2. 同类型结核病胸片、结核性脑膜炎脑脊液标本（薄膜）及化验结果、典型病例1份组。

【见习过程】

1. 示范结核菌素不同浓度配制方法，皮内注射及判断结果的方法。

2. 教师讲授小儿结核病病史采集、体格检查要点，然后学生分组进病房采集病史、体格检查。

3. 学生回示教室汇报病史及体查。教师结合患儿总结结核病的临床表现、诊断及处理要点。

4. 示教典型胸片。

【病史采集要点】

1. 现病史

（1）发病情况：起病急缓。

（2）发病原因及诱因：发病原因及诱因是什么？

（3）主要症状：发热（体温、热程、热型），盗汗，咳嗽（性质、持续时间）、有无咯血、胸痛，疑有结脑者有无头痛、呕吐、抽搐及早期性格改变。

（4）伴随症状：有无乏力、食欲差，有无结节性红斑、疱疹性结膜炎，有无气促、发绀。

（5）病情演变：病情的发展及演变，是否有结核性脑膜炎的表现。

（6）诊疗情况：患儿发病后接受的检查及治疗经过（检查方法、时间、结果、诊断名称及治疗方法），是否已接受结核治疗（药名、剂量、用法、疗程及治疗效果）。

（7）一般情况：精神、食欲、大小便、睡眠、体重改变。

2. 其他相关病史

（1）有无药物过敏史。

（2）个人史：出生时情况，出生后喂养情况及生长发育情况。

（3）既往史：病前健康情况，是否经常感冒，有无麻疹、百日咳、结核病病史及接触史，应详细询问家庭成员、邻居、寄托环境有无结核患儿及久咳、咯血者。免疫接种史，应特别询问接卡介苗的时间、方法、是否复种。

【体查要点】

1. 一般情况　营养，神志，病容，眼部疱疹性结膜炎，皮肤结节性红斑，双上臂接种卡介苗的疤痕。

2. 淋巴结 检查浅表淋巴结的大小、质地、数目、有无粘连、压痛、瘘管及窦道。

3. 肺部 有无阳性体征。

4. 腹部 有无肝脾肿大及舟状腹。

5. 神经系统 结脑患儿应注意瞳孔大小、对光反射是否存在，有无颈项强直、前囟隆起、颅神经损害、克布征阳性及肌张力改变。

【辅助报告单展示】 略。

【知识精要】

1. 临床表现

（1）原发性肺结核：症状轻重不一。轻者可无症状，仅在作 X 线检查时发现。一般起病较慢，可有结核中毒症状，部分患儿可有高热。胸内淋巴结高度肿大时，可出现压迫症状，如出现痉挛性咳嗽和喘鸣，体格检查可发现周围淋巴结有不同程度的肿大。肺部体征可不明显，与肺内病变不一致。

（2）急性粟粒性肺结核：起病急，全身结核中毒症状较明显，有时有高热，有的患儿呼吸系统症状较突出，以咳嗽、气促、发绀为特征，肺部可闻及湿啰音，肝脾肿大。常并发结核性脑膜炎或其他肺外结核。

（3）结核性脑膜炎

1）早期（前驱期）：约 1～2 周，主要症状为小儿性格改变，如少言、懒动、喜哭、易怒等。一般有发热、纳差、消瘦、盗汗、有时轻度头痛及呕吐、便秘等。婴儿不会自诉头痛而显蹙眉皱额或双目凝视、嗜睡或发育迟滞等。

2）中期（脑膜刺激期）：约 1～2 周，因颅内压增高致头痛剧烈、喷射性呕吐 嗜睡或惊厥，此期出现明显脑膜刺激征，颈项强直、克氏征阳性、布氏征阳性。幼婴儿则以前囟膨隆为特点。可出现颅神经障碍。眼底检查可见视神经炎，视乳头水肿或脉络膜粟粒状结节，部分患儿出现肢体瘫痪或语言障碍。

3）晚期（昏迷期）：约 1～3 周，以上症状逐渐加重，由意识朦胧、半昏迷进入昏迷，频繁惊厥，患儿极度消瘦，呈舟状腹。常有水、盐代谢紊乱，最终因颅内压急剧增高，导致脑疝死亡。

（4）不典型结脑表现：①婴幼儿急性起病，进展较快，以惊厥为首发症状；②早期出现脑实质损害者，可表现为舞蹈症或精神障碍；③早期出现脑血管损害者，可表现为肢体瘫痪；④合并结核瘤者可出现颅内肿瘤表现；⑤颅外结核病变极端严重时，可掩盖神经系统表现；⑥在抗结核治疗过程中发生脑膜炎时，表现为顿挫型。

2. 结核菌素试验

（1）试验方法

1）皮内注射 0.1ml 含 5 个结核菌素单位的纯蛋白衍化物（PPD）。

2）一般注入左前臂掌侧面中下 1/3 交界皮内处，使之形成直径为 6～10mm 的皮丘，48～72 小时观测反应结果，测定局部硬结的直径，取纵横两者的平均直径来判断其反应强度。

3）标准如下：①硬结不足 5mm，阴性（－）；②硬结 5～9mm，阳性（＋）；③硬结直径 10～19mm，中度阳性（＋＋）；④硬结直径≥20mm，强阳性（＋＋＋）；⑤除硬结外，还可见水疱及局部坏死，极强阳性（＋＋＋＋）。

4）若患儿变态反应强烈，如患疱疹性结膜炎，结节性红斑或一过性多发性结核过敏性关节炎等，宜用 1 个单位结核菌素单位的 PPD 试验，以防局部的过度反应及可能的病灶反应。

（2）临床意义

1）阳性反应见于：①接种卡介苗后；②年长儿无明显临床症状，仅呈一般阳性反应，表示曾感染过结核杆菌；③婴幼儿尤其是未接种过卡介苗者，阳性反应多表示体内有新的结核病灶，年龄越小，活动性结核可能性越大；④强阳性反应者，表示体内有活动性结核病；⑤由阴性反应转为阳性反应，或反应强度由原来小于10mm增大至大于10mm，且增幅超过6mm时，示新近感染。

2）阴性反应见于：①未感染过结核；②结核迟发性变态反应前期（初次感染后4~8周内）；③假阴性反应，由于机体免疫功能低下或受抑制所致，如部分危重结核病；急性传染病如麻疹、水痘、百日咳等；体质极度衰弱者如重度营养不良、重度脱水、重度水肿等，应用糖皮质激素或其他免疫抑制剂治疗时；原发或继发免疫缺陷病；④技术误差或结核菌素失效。

3）接种卡介苗与自然感染阳性反应的主要区别：见表16-2。

表 16-2　接种卡介苗与自然感染阳性反应的主要区别

	接种卡介苗后	自然感染
硬结直径	多为 5~9mm	多为 10~15mm
硬结颜色	浅红	深红
硬结质地	较软，边缘不整	较硬，边缘清楚
阳性反应持续时间	较短，2~3 天即消失	较长，可达 7~10 天以上
阳性反应的变化	有明显的逐年减弱倾向，一般于 3~5 年逐渐消失	短时间内反应无减弱倾向可持续若干年，甚至终身

3. 实验室检查

（1）结核杆菌检查：可从痰液、胃液、脑脊液、浆膜腔液中查找结核菌。另外，用 BACTEC 系统培养可以鉴别结核菌群与非典型分枝杆菌。用 L 型细菌培养分离技术有助于对变异型结核杆菌感染的诊断。

（2）免疫学检查：可采用酶联免疫吸附实验（ELISA）及酶联免疫电泳技术（ELIEP）检测结核患儿血清、脑脊液、浆膜腔液等的抗结核杆菌抗体。

（3）生物学基因检查：DNA 探针和聚合酶联反应（PCR）或线条 DNA 探针杂交试验。

（4）血液检查：急性期白细胞增高伴有中性多核细胞增高，淋巴细胞减少和单核细胞增多，中性粒细胞核左移和出现中毒颗粒。好转时，白细胞数目恢复正常，淋巴细胞增加，嗜酸性粒细胞增多。血沉在活动期增快。

（5）X 线检查：能查出结核病的范围、性质、类型和病灶活动或进展情况。可行胸部 X 线正侧位摄片，必要时做 CT 或 MRI 检查。

（6）纤维支气管镜检查：有助于支气管内膜结核及支气管淋巴结核的诊断。

（7）周围淋巴结穿刺液涂片检查：可发现特异性结核改变，如结核结节及干酪样坏死。

（8）肺穿刺活检或胸腔镜取肺活检，对特殊疑难病例确诊有帮助。

4. 诊断依据　根据病史，临床表现及体格检查，结核菌素试验，实验室检查，影像学检查等可作出诊断及分型。

5. 鉴别诊断

（1）原发性肺结核注意与支气管炎、肺炎、支气管扩张、风湿热及伤寒等鉴别，胸内淋巴结明显肿大时，需与纵隔良性或恶性肿瘤鉴别。

（2）急性粟粒性肺结核注意与肺炎、伤寒、败血症、组织细胞增生症 X 及肺含铁血黄素沉着症等相鉴别。

（3）结核性脑膜炎注意与化脓性脑膜炎、病毒性脑膜炎、隐球菌脑膜炎、脑肿瘤等相鉴别。

6. 治疗

（1）抗结核治疗原则：①早期治疗；②适宜剂量；③联合用药；④规律用药；⑤坚持全程；⑥分段治疗。

（2）治疗药物：常用抗结核药分为两类。

1）杀菌药：①全效杀菌药：异烟肼（INH）、利福平（RFP）；②半效杀菌药：链霉素（SM）；吡嗪酰胺（PZA）。

2）抑菌药：乙胺丁醇（EMB）及乙硫异烟胺（ETH）。

3）小儿常用抗结核药物用量及副作用：见表16-3。

表16-3　小儿常用抗结核药物用量及副作用

药物	剂量	给药途径	主要副作用
INH 或 H	10mg（≤300mg/d）	P.o、im、iv by drip	肝毒性、末梢神经炎、过敏、皮疹、发热
RFP 或 R	10mg（≤450mg/d）	P.o	肝毒性、恶心、呕吐、流感样症状
SM 或 S	20～30mg/d（≤750mg/d）	im（AST 后）	听神经损害、肾毒性、过敏、皮疹、发热
PZA 或 Z	20～30mg/d（≤750mg/d）	P.o	肝毒性、高尿酸血症、关节痛、过敏和发热
EMB 或 E	15～25mg	P.o	视神经炎、皮疹

（3）治疗方案

1）标准疗法：服用 INH，RFP 和（或）FMB，疗程9～12个月，常用于无明显自觉症状的原发性肺结核。

2）两阶段疗法：用于活动性原发性肺结核，急性粟粒性结核病及结核性脑膜炎。①强化治疗阶段：联用 3～4 种杀菌药物，疗程 3～4 个月；②巩固治疗阶段：联用 2 种抗结核药物，疗程 12～18 个月。

3）短程疗法：①2HRZ/4HR；②2SHRZ/4HR；③2EHRZ/4HR；若无 PZA 则将疗程延长至 9 个月。

（4）结脑的治疗：两个重点环节：一是抗结核治疗；二是控制颅内压。

抗结核治疗：联合使用易透过血脑屏障的抗结核杀菌药物，分阶段治疗。①强化治疗阶段：联合用 INH、RFP、PZA、SM 共 3～4 个月，开始 1～2 周内，INH 全日量一半口服，一半加入 10%GS 中静滴，待病情好转，全改口服；②巩固治疗阶段：继续用 INH, RFP 或 EMB，RFP 或 EMB9～12 个月，总疗程不少于 12 个月，或待脑脊液正常后继续治疗 6 个月。

控制颅内压：结脑患儿易产生各种类型的脑积水，最早于病后 10 天即出现。故应及时控制颅内压，措施如下：

1）糖皮质激素：能抑制炎症渗出从而降低颅内压，并可减少粘连有利于脑脊液循环，早期使用效果好；一般使用泼尼松，每日 1～2mg/kg，1 月后逐渐减量，8～12 周为一个疗程。

2）20%甘露醇：每次 0.5～1g/kg，于 20～30 分钟内静脉推入，4～6 小时一次，脑疝时可加大至 2g/kg。2～3 日后逐渐减少次数，1 周左右停止使用；利尿剂：停用甘露醇前 1～2 天，加用乙酰唑胺 20～40mg/kg 口服；若用激素及甘露醇后，颅内压增高仍未能控制，或患儿已出现脑疝先兆症状，应做侧脑室穿刺引流，以抢救患儿生命。

3）腰穿减压及鞘内注药适应证：①颅内压较高，应用激素及甘露醇效果不明显，但不急需作侧脑室引流或没有侧脑室引流条件；②脑膜炎症控制不好以致颅内压难于控制者；③脑脊液蛋白量在 3.0g/L 以上，鞘内注药推荐用 INH 及地塞米松。

4）分流手术。

【复习思考题】

1. 简答题

（1）简述 PPD 试验阳性及阴性的临床意义。

（2）简述小儿结核病的治疗原则及方案。

（3）简述结脑的临床表现及治疗。

2. 病史采集训练 患儿，女，11 个月，发热、咳嗽 10 余天。体查：颈部可扪及数个 1.2cm×1.5cm 肿大淋巴结，活动可，无压痛，双肺呼吸音粗，无啰音，心腹（−），PPD（+++）。请围绕主诉采集病史。

3. 病例分析 患儿，男，5 岁，因发热，咳嗽 20 余天，头痛，呕吐 6 天，抽搐 2 次入院。患儿 20 余天前开始出现发热，体温波动于 38～39℃，无寒战、干咳、食欲下降及嗜睡。当地医院诊断为上呼吸道感染，给予"青霉素、利巴韦林"输液治疗 2 天，疗效不佳。6 天前患儿诉头痛，呕吐，3～6 次/天，非喷射性。就诊前一天突发抽搐 2 次，表现神志不清，双眼上翻，嘴角抽动，四肢屈曲抽动，3～5 分钟/次。既往体质差，未进行预防接种。其爷爷常咳嗽，偶尔痰中带血。与患儿接触密切。体查：T38℃，P98 次/分，W14kg；急性重病容，神清，精神萎靡，左颈后可扪及 0.8cm×0.7cm 大小淋巴结，无压痛，左侧鼻唇沟变浅，嘴角向右歪。血常规：WBC 13.8×10^9/L，N 0.60，Hb100g/L。PPD 试验（++），ESR 42mm/h，血 TB-Ab 阳性。

（1）该患儿最可能的诊断是什么？

（2）进一步需做哪些检查？

（3）请列出治疗方案。

见习十七　儿科常用操作技术

一、胸腔穿刺术

【适应证】

1. 胸膜腔积液明确诊断。

2. 诊断与治疗相结合　胸腔大量积液或液气胸伴呼吸困难、心脏及纵隔移位等压迫症状时，必须施行胸腔穿刺抽液，可立即缓解危急症状，并同时送检胸水，明确诊断。

3. 治疗　已确诊为化脓性胸腔积液（脓胸）需定期进行抽脓、冲洗及向胸腔注入抗生素与激素等药物者，胸腔穿刺是治疗脓腔胸的重要手段。

4. 液气胸、张力性气胸有明显的压迫症状，均需紧急胸穿抽气。

【禁忌证】

1. 病情危重，有严重出血倾向者。

2. 大咯血者。

3. 穿刺部位有炎症病灶者。

4. 对麻醉药过敏。

5. 体弱不能耐受者。

【见习准备】 胸腔穿刺包 1 个，络合碘、无菌棉签、手套、胶布、2%利多卡因，5ml、20ml 或 50ml 注射器。检查物品是否在有效期内，包装是否完好。

【操作要点】

1. 患儿取坐位。患侧前臂举至头顶部，使肋间隙增宽。年长儿倒骑坐在靠背椅上，头臂伏在椅背上缘。婴幼儿由助手坐在椅子上抱着患儿，胸部对胸部，使患侧背部暴露，并稍向前弯使之突出。病重者可取卧位，抬高床头，做侧胸穿刺。

2. 穿刺点应根据胸部叩诊选择实音最明显部位进行，胸液多时一般选择肩胛线或腋后线第 7~8 肋间；必要时也可选腋中线第 6~7 肋间或腋前线第 5 肋间。穿刺前应结合 X 线或超声波检查定位，摸好下一肋骨的上缘（此处无血管、神经走行），用龙胆紫棉棒在皮肤上做好标记作为穿刺点。

3. 常规消毒皮肤，戴无菌手套，覆盖消毒洞巾。

4. 用 2%利多卡因在下一肋骨上缘的穿刺点自皮至胸膜壁层进行局部浸润麻醉。

5. 术者以左手示指与中指固定穿刺部位的皮肤，右手将穿刺针后的胶皮管用血管钳夹住，然后进行穿刺，再将穿刺针在麻醉处缓缓刺入，当针锋抵抗感突然消失时，再接上注射器，松开止血钳，抽吸胸腔内积液，抽满后再次用血管钳夹闭胶管，尔后取下注射器，将液体注入弯盘中，以便记量或送检。助手用止血钳协助固定穿刺针，以防针刺入过深损伤肺组织。也可用带三通活栓的穿刺针进行胸膜腔穿刺，进入胸膜腔后，转动三通活栓使其与胸腔相通，进行抽液。注射器抽满后，转动三通活栓使其与外界相通，排出液体。根据需要抽液完毕后可注入药物。

6. 抽液毕拔出穿刺针，覆盖无菌纱布，稍用力压迫穿刺部位片刻，用胶布固定后嘱患者静卧。

【注意事项】

1. 穿刺前要再次叩诊，明确病变侧。

2. 术前应向患儿及家属阐明穿刺的目的和大致过程，以消除其顾虑，取得配合。

3. 在抽液过程中穿刺针不要移动，最好由助手用止血钳紧贴胸壁夹住针头固定，避免损伤肺组织。如有出汗、面色苍白、胸痛、剧烈咳嗽、咳泡沫痰、呼吸困难或抽出液变为血性液体时必须停止操作。

4. **抽液量** 抽液不可过多过快，严防负压性肺水肿发生。以诊断为目的者抽液 50～100ml，以减压为目的者，年长儿每次总量不超过 600～800ml。

5. 穿刺中患儿应避免咳嗽及转动，术中如发生连续咳嗽或出现头晕、胸闷、面色苍白、出汗，甚至昏厥等胸膜反应，应即停止抽液，拔出穿刺针。让患儿平卧，必要时皮下注射 1:1000 肾上腺素 0.1～0.3ml。

6. 将穿刺进针处皮肤拉紧，故意错开皮下针眼，待按拔针后，表皮组织自然盖上针眼，以防形成瘘道。与胸腔相通的各接头皆不要脱落，三通管不要扭错方向，避免空气进入胸腔。

7. 需做胸水培养者，用培养管接取胸水，瓶口及棉花塞用酒精灯消毒。然后再送检。

8. 需要向胸腔内注入药物时，抽液后接上备好盛有药液的注射器，将药液注入。对脓胸患儿如抽液不畅，可用生理盐水反复冲洗胸腔，最后注药。

9. 重复胸穿抽液时要有 X 线检查做指导或用 B 超定位，观察液量多少，确定穿刺部位。严重肺气肿、广泛肺大泡者，或病变邻近心脏、大血管者以及胸腔积液量甚少者，胸腔穿刺宜慎重。

二、腹腔穿刺术

此法用于大量腹水患儿，穿刺放液以缓解症状，或取液协助诊断，寻找病原。术中应注意严格无菌操作，避免腹腔感染，凡肠曲与腹腔有粘连或肠管高度充气者，穿刺时易穿破肠壁，应列为禁忌。

【适应证】

1. 明确腹腔积液的性质，协助诊断。

2. 进行诊断性或治疗性腹腔灌洗。

3. 腹水过多引起胸闷、气急难以忍受者，放水减轻压迫症状。

4. 行人工气腹作为诊断和治疗手段；经腹穿注入药物。

【禁忌证】

1. 腹部手术后或炎症后腹腔有严重广泛粘连者。

2. 肠管高度胀气者。

3. 有肝昏迷先兆者。

【见习准备】 腹腔穿刺包 1 件，内有穿刺针、小镊子、止血钳、5ml 注射器及针头、50ml 注射器、纱布、孔巾和换药碗，无菌试管数只（留送常规、生化、细菌、病理标本等，必要时加抗凝剂）。

【操作要点】

1. 穿刺前先嘱患儿排尿，以免刺破膀胱。

2. 患儿坐于靠椅上，或平卧稍向左侧倾斜，由助手将其固定。

3. 穿刺点　左下腹脐与髂前上棘连线中、外 1/3 交点，此处不易损伤腹壁动脉，肠管较游不易损伤；脐与耻骨联合边线中点上方 1.0cm，偏左或偏右 1.5cm 处，此处无重要器官且易愈合；侧卧位，在脐水平线与腋前线或腋中线之延长线相交处，此处常用于诊断性穿刺；B 超定位。应避免在手术疤痕附近或肠袢明显处穿刺。

4. 常规消毒皮肤，戴无菌手套，覆盖消毒洞巾。

5. 用 2%利多卡因（lidocaine）逐层进行局部浸润麻醉至腹膜。

6. 用穿刺针逐渐刺入腹壁（稍倾斜刺入以免以后漏液），待感到腹膜壁层已被穿过，针锋阻力消失，即可用针筒抽取少许腹水置于消毒试管中，备做化验用。

7. 然后于穿刺针末尾接一橡皮管引流腹水于器皿中。腹水不断流出时，应将预先包扎在腹部的多头绷带逐步收紧，以防腹内压力骤减而发生休克。放液多少视需要而定，一般宜缓慢并要控制放液量，一次大量放液常可导致水盐代谢紊乱及大量蛋白质丢失。

8. 放液完毕后拔出穿刺针，盖上消毒纱布，并用多头绷带将腹部包扎。如遇到穿刺孔继续有腹水渗出时，可涂上火棉胶封闭。

三、腰椎穿刺术

腰椎穿刺术常用于检测脑脊液的性质，诊断脑血管病、中枢神经系统感染性病变、颅脑手术后、颅脑外伤、脊髓病变等，鉴别脊髓蛛网膜下腔有无阻塞，也可鞘内给药做治疗、麻醉、造影检查。

【适应证】

1. 中枢神经系统炎症性疾病的诊断与鉴别诊断包

括化脓性脑膜炎、结核性脑膜炎、病毒性脑膜炎、霉菌性脑膜炎、乙型脑炎等。

2. 脑血管意外的诊断与鉴别 包括脑出血、脑梗死、蛛网膜下腔出血。

3. 肿瘤疾病的诊断与治疗 用于诊断脑膜白血病，鞘内注射药物治疗（治疗性穿刺）；有以引流血性脑脊液、炎性分泌物或造影剂等，或向蛛网膜下腔注入各种药物。在某些脑膜炎、脑蛛网膜炎、正压性脑积水和脑炎时，也可放取适量脑脊液以降低颅内压和改善临床症状。

【禁忌证】

1. 颅内压明显增高，特别是后颅窝占位性病变，或已疑有早期脑疝的患儿，以防止导致脑疝、突然死亡。

2. 穿刺部位皮肤或皮下组织有感染病灶者，以防止细菌带入中枢神经系统。

3. 全身感染疾病如败血症者，病情极其危重、躁动不安或高位颈椎外伤、占位病变者不宜。

4. 脊柱有畸形者。

【见习准备】

1. 器械准备 腰椎穿刺包、络合碘、无菌棉签、手套、胶布、2%利多卡因，5ml注射器。检查物品是否在有效期内，包装是否完好。

2. 患儿准备

（1）穿刺前排空大小便。

（2）穿刺时患儿靠床沿侧卧，双手抱膝，双膝向胸部屈曲，头向前屈，抱成球形，脊柱与床面要保持平行，骨盆与床面要保持垂直，以增大腰椎间隙利于穿刺。

【操作要点】

1. 嘱患儿侧卧于硬板床上，背部与床面垂直，头向前胸部屈曲，两手抱膝紧贴腹部，使躯干呈弓形；或由助手在术者对面用一手抱住患者头部，另一手挽住双下肢腘窝处并用力抱紧，使脊柱尽量后凸以增宽椎间隙，便于进针。

2. 确定穿刺点，以髂后上棘连线与后正中线的交会处为穿刺点，一般取第 3～4 或 4～5 腰椎棘突间隙，婴儿位置不易过高。

3. 常规消毒皮肤后戴无菌手套与铺孔巾，用 2%利多卡因自皮肤到椎间韧带作局部麻醉。

4. 术者用左手固定穿刺点皮肤，右手持穿刺针以垂直背部的方向缓慢刺入，进针约 1.5～3cm。当针头穿过韧带与硬脑膜时，可感到阻力突然消失有落空感。此时可将针芯慢慢抽出（以防脑脊液迅速流出，造成脑疝），即可见脑脊液流出。

5. 在放液前先接上测压管测量压力。正常侧卧位脑脊液压力为 0.69～1.96kPa（新生儿 0.29～0.78 kPa）。若了解蛛网膜下腔有无阻塞，可做 Queckenstedt（颈静脉压迫试验）试验。即在测定初压后，由助手先压迫一侧颈静脉约 10 秒，然后再压另一侧，最后同时按压双侧颈静脉；正常时压迫颈静脉后，脑脊液压力立即迅速升高一倍左右，解除压迫后 10～20 秒，迅速降至原来水平，称为梗阻试验阴性，示蛛网膜下腔通畅。若压迫颈静脉后，不能使脑脊液压力升高，则为梗阻试验阳性，示蛛网膜下腔完全阻塞；若施压后压力缓慢上升，放松后又缓慢下降，示有不完全阻塞。凡颅内压增高者，禁做此试验。

6. 撤去测压管，收集脑脊液 2～5ml 送检；如需作培养时，应用无菌操作法留标本。

7. 术毕，将针芯插入后一起拔出穿刺针，覆盖消毒纱布，用胶布固定。

8. 术后患者去枕平卧 4～6 小时，以免引起术后低颅压头痛。

【注意事项】

1. 严格掌握禁忌证。

2. 穿刺过程中，注意观察患儿面色、意识、瞳孔、脉搏、呼吸的改变。发现异常立即停止操作并抢救。

3. 配合操作要熟练，避免粗暴。放脑脊液时勿过快，若颅压较高，应取 1mm 内径测压管使脑脊液缓慢流出，防止脑疝。拔针时应缓慢，以免形成脑脊液漏。

4. 穿刺后嘱患儿平卧 4～6 小时。术后出现头痛且有体温升高者，应严密观察有无脑膜炎发生。术后患儿有恶心、呕吐、头晕、头痛者，可让其平卧休息，必要时按医嘱给予镇静止吐、止痛剂。

5. 严格无菌操作。作脑脊液细菌培养，应将无菌试管口在酒精灯上火焰消毒后或直接用培养皿接流出的脑脊液，再以上法消毒试管后盖好无菌塞，立即送检。

6. 鞘内给药时，应先放出等量脑脊液，再注入药物。

7. 腰椎穿刺后穿刺点用无菌纱布覆盖。

四、骨髓穿刺术

【适应证】

1. 血液病的诊断，分期和疗效的评估。

2. 了解非血液系统肿瘤有无骨髓侵犯。

3. 临床疑难病例，疑有隐匿的造血淋巴系统疾病。

4. 感染性疾病或发热待查，病原生物学培养。

5. 造血干细胞培养、免疫分型，细胞遗传学分析；紧急情况下输液。

【禁忌证】

1. 血友病。

2. 局部皮肤感染。

3. 躁动而不能合作者，生命体征不平稳。

4. 严重凝血功能障碍者。

【见习准备】

1. 常规消毒治疗盘1套。

2. 无菌骨髓穿刺包。内有骨髓穿刺针、5ml和20ml注射器、7号针头、洞巾、纱布、血管钳。

3. 其他用物。无菌手套、载玻片6～8张、推玻片1张，按需要准备细菌培养管、注入药物。

【操作要点】

1. 术前向患儿详细说明骨髓穿刺的目的和方法，解除思想顾虑，取得合作。

2. 备齐用物携至床旁，遮挡屏风。

3. 穿刺部位有髂前上棘、髂后上棘、胸骨柄、脊椎棘突及胫骨。根据穿刺部位选择不同体位。

（1）髂前上棘：取俯卧位，穿刺点为髂前上棘后1～2cm处。

（2）髂后上棘：取侧卧位，穿刺点在骶骨两侧髂骨上缘下6～8cm与脊椎旁开2～4cm之交点处，臀部上方最突出的部位。

（3）胸骨柄：取仰卧位，肩背部垫软枕，头后仰并转左侧，使胸部略高。穿刺点宜取胸骨中线相当于第2肋间处。

（4）脊椎棘突：患儿反坐靠背椅，双臂交叉于椅背，头部枕于臂上，背部尽量后突，穿刺点宜选第11～12胸椎或第1～3腰椎棘突处。

（5）胫骨前（仅适用于2岁以内的患儿）。患儿仰卧台上，由助手固定下肢，穿刺点为胫骨结节平面下约1cm（或胫骨上、中1/3交界处）之前内侧面胫骨处。

4. 根据不同穿刺部位，选择体位暴露局部，铺好橡皮巾和治疗巾。待医生选定好穿刺点后，协助常规皮肤消毒，术者戴无菌手套、铺盖无菌孔巾，以 2%利多卡因自皮肤至骨膜行局部浸润麻醉。

5. 术者调节骨髓穿刺针的固定器，固定于距针尖1～5cm 处（胸骨穿刺者，固定于距针类 1cm 处）并扭紧，然后持穿刺针与骨面垂直，以旋转方式用力向前缓慢刺入，当感觉阻力消失，穿刺针已能固定在骨内时，表明已进入骨髓腔（如穿刺针不能固定则应再进入少许）。

6. 进入骨髓腔后即可拔出针芯，以 20ml 无菌干燥注射器接穿刺针座吸取骨髓 0.1～0.2ml，取下注射器，将取得的骨髓液滴于玻片上，随即制成均匀薄片，如需做细菌培养，可再取骨髓液 2ml，送检骨髓培养。如高度怀疑白血病需行白血病初诊全套。

五、小儿鼻饲胃管

【适应证】

1. 患有外科疾患，如消化道梗阻、坏死性小肠结肠炎需胃肠减压患儿。

2. 昏迷或不能经口喂养的患儿。

3. 不能张口的患儿，如破伤风患儿。

4. 食物中毒等患儿的洗胃。

5. 早产儿和病情危重的患儿。

【禁忌证】

1. 鼻咽部或上食道梗阻。

2. 严重颌面部外伤和（或）基底颅骨骨折。

3. 无法控制的严重凝血功能障碍。

4. 气管食管瘘。

5. 食管狭窄或食道静脉曲张。

6. 鼻腔狭窄。

【见习准备】

治疗车、根据患儿年龄选择合适型号的一次性胃管、弯盘、镊子、10ml 或 20ml 注射器、小碗、胶布、无菌棉球、无菌液状石蜡、无菌生理盐水、听诊器、一次性手套、治疗巾。

【操作要点】

1. 体位 患儿取仰卧位，头肩部稍垫高，颌下放治疗巾，由助手协助固定或约束其上肢。

2. 清洁鼻腔。

3. 打开胃管、注射器包装放于弯盘备用。

4. 戴一次性无菌手套，检查胃管是否完好通畅。按测量的长度，在胃管上做标记。测量方法：测量长度：新生儿为鼻尖-剑突与脐部连线中点长度；婴幼儿、儿童为耳垂-鼻尖-剑突下缘长度。

5. 无菌液状石蜡润滑胃管前段。

6. 操作者站于患儿右侧，左手扶住患儿头部，使其头部朝向一侧，右手用镊子持胃管前段沿一侧鼻孔缓慢送入胃内，插管中如患儿出现恶心，应暂停片刻，随后迅速将胃管插入以减轻不适。

7. 用胶布固定鼻导管于鼻翼两侧，开口端接注射器，判断胃管是否在胃内。

判断胃管在胃内的方法：

（1）接注射器抽吸胃液。

（2）用注射器从胃管内注入 1～2ml 空气，置听诊器于胃部，可闻到气过水声。

（3）在不咳嗽、安静时将胃管开口端置于小碗内水面之下，应无气泡逸出，如有大量气泡逸出，则证明误入气管。

（4）必要时放射线拍片定位。

8. 插管结束后需封闭导管末端。

9. 协助患儿取安全舒适体位，并观察病情有无变化。

10. 收拾用品，正确记录。

【注意事项】

1. 插管操作时，动作需轻柔、稳定，特别在通过食管三个狭窄时，避免损伤食管黏膜。食管三个狭窄处分别为环状软骨水平处、平气管分叉处、食管通过膈肌处。

2. 新生儿鼻饲的方法

（1）每次鼻饲前应先抽吸胃内残余量，如大于前次喂入量的 1/4 提示排空不良，应减停或暂停鼻饲。

（2）鼻饲应按时按质按量加入注射器，抬高到离患儿头部 15～20cm 处靠重力作用自行滴入，切勿加压注入。

（3）鼻饲后使患儿上体抬高及右侧卧位，有助于胃排空。

3. 胃管型号大小选择 小于 1000g 者选择 6 号胃管；其他酌情选择 8、10、12 号胃管；如为儿童胃肠减压选择 16 号胃管。

4. 插入不畅时应注意检查胃管是否在口内盘踞，可先适当抽出部分胃管，再尝试插入。

5. 插管过程中如发生呛咳、呼吸困难、发绀等情况，表示误入气管，应立刻拔管，休息后再视情况决定是否继续插管。

6. 鼻胃管应每 24～48 小时更换一次。

7. 每次鼻饲前均需检查，确保胃管仍在胃内。操作时禁止抽吸力过大，胃管开口紧贴黏膜时，易造成损伤出血。

六、洗　胃　法

【适应证】

1. 患儿吞服毒物未超过 6 小时。

2. 治疗频繁呕吐，如咽下综合征。

3. 幽门梗阻。

【禁忌证】

1. 有呼吸困难或严重心脏病者。

2. 有食道出血或胃出血者。

3. 急性腐蚀性物质中毒，如误服强酸、强碱等。

4. 上消化道狭窄，梗阻或畸形者。

【见习准备】

1. 洗胃包　洗胃盆、漏斗洗胃管或粗胃管、压舌板、治疗碗各 1 件。

2. 治疗盘　液状石蜡、弯盘、纸巾、胶布、棉签、治疗巾、橡皮围裙、注射器、量杯、开口器、舌钳、牙垫、检验标本容器、听诊器。

3. 洗胃溶液　常用的有生理盐水、温开水、2%～4%碳酸氢钠溶液，1∶5000 高锰酸钾溶液等。用量一般2000～5000ml，中毒患儿则需 10000ml 以上或更多，温度为 37～40℃，另带污水桶 1 只。

4. 有条件者可用洗胃机［控制台，溶液桶（瓶），污水桶（瓶）］。

【操作要点】

1. 备齐用物，携至患儿床旁，向患儿或家属解释，取得合作。

2. 协助患儿取坐位、斜坡卧位或侧卧于床边。将治疗巾及橡胶围裙围于胸前，并予以固定。污水桶放于头部床下，置弯盘于患儿口角处。

3. 胃管前段涂液状石蜡，经口腔或鼻腔将胃管缓慢送入胃内（方法见鼻饲法），先抽尽胃内容物，必要时留标本送检验。

4. 证实胃管确在胃内后，即可洗胃。

（1）漏斗洗胃法

1）将漏斗放置低于胃部的位置，挤压橡皮球，抽尽胃内容物。

2）抬高漏斗距口腔 30～50cm，徐徐倒入洗胃液（约为同年龄小儿胃容量），当漏斗内尚有少量溶液时，速将漏斗倒转并低于胃部水平以下，利用虹吸作用引出胃内液体，使其流入污水桶内。如液体不能顺利流出，可将胃管中段的皮球加压吸引（先将皮球前端胃管反折，然后压闭皮球，再放开胃管）。

3）胃内溶液流完后，再抬高漏斗。如此反复灌洗，直至洗出液与灌洗液相同为止。

（2）注洗器或注射器洗胃法：用注洗器或注射器接胃管吸尽胃内容物后，注入洗胃液，再抽出弃去，反复冲洗，直至洗净为止。

（3）自动洗胃机洗胃法：将配好的洗胃液置清洁溶液桶（瓶）内。将洗胃机上的药液管一端放入溶液桶内液面以下，出水管的一端放入污水桶（瓶）内，胃管的一端和患儿洗胃管相连接。调节好液量大小，接通电源后按"手吸"键，吸出胃内容物，再按"自动"键，机器开始对胃进行自动冲洗。待冲洗干净后，按"停机"键。

5. 洗毕，反折胃管迅速拔出，以防管内液体误入气管。帮助患儿漱口、洗脸，安卧休息。

6. 整理用物并消毒，记录灌洗液及洗出液总量及性质。

【注意事项】

1. 吞入腐蚀性毒物（如强酸、强碱），新近上消化道出血，食管或贲门狭窄或梗阻，主动脉弓瘤患儿，均禁忌洗胃。

2. 当中毒性质不明时，应抽出胃内容物送验，洗胃液可选用温开水或等渗盐水，待毒物性质明确后，再采用对抗剂洗胃。

3. 每次灌入量参照同年龄胃容量。如灌入量过多，有导致液体从口鼻腔内涌出而引起窒息的危险，并可使胃内压上升，增加毒物吸收；可引起迷走神经兴奋，导致反射性心跳骤停。心肺疾病患儿，更应慎重。

4. 洗胃过程中，如有阻碍、疼痛、流出液有较多鲜血或出现休克现象，应立即停止施行洗胃。洗胃过程中随时观察患儿呼吸，血压，脉搏的变化，并做好详细记录。

5. 幽门梗阻患儿洗胃，须记录胃内滞留量（如洗胃液 500ml，洗出液为 1000ml，则胃内滞留量为 500ml）。服毒患儿洗胃后，可酌情注入 50%硫酸镁 30~50ml 或 25%硫酸钠 30~60ml 导泻。

6. 用自动洗胃机洗胃，使用前必须接妥地线，以防触电，并检查机器各管道衔接是否正确，接牢，运转是否正常。打开控制台上的按钮向胃内注入洗胃液的同时观察正压表（一般压力不超过 40kPa），并观察洗胃液的出入量。如有水流不畅，进、出液量相差较大，可交替按"手冲"和"手吸"两键；进行调整。用毕及时清洗。

七、小儿灌肠

【适应证】

1. 为手术或者检查的病人进行肠道准备。

2. 刺激病人肠蠕动，软化、清除粪便，解除便秘，排除肠内积气，减轻腹胀。

3. 稀释和清除肠道内有害物质，减轻中毒。

4. 灌入低温液体，为高热病人降温。

5. 将药液灌入到直肠或结肠内，通过肠黏膜吸收达到治疗目的，常用于镇静、催眠和治疗肠道感染。

【禁忌证】

1. 肛周直肠病变。

2. 下消化道出血。

3. 无法控制的严重凝血功能障碍。

4. 病情十分为重。

5. 完全肠道梗阻。

【见习准备】 治疗车上层：治疗盘，治疗碗（血管钳、纱布、一次性肛管、卫生纸），弯盘，灌肠筒，灌肠筒内盛灌肠溶液（常用 0.1%～0.2%肥皂液、生理盐水。小儿 200～500ml。溶液温度为 39～41℃，降温用 28～32℃，治疗中暑用 4℃生理盐水）。治疗单、橡胶单、液状石蜡棉球、水温计；治疗车下层：便盆（根据评估情况，需要者带）、2 只小红桶（1 只内放黄色垃圾袋、1 只内放黑色垃圾袋）；床旁备输液架、屏风等。

【操作要点】

1. 不保留灌肠

（1）携带用物至病人床边，将用物放置在床头柜上，再次核对床头牌上床号、姓名，询问病人姓名，向病人做好解释。

（2）关闭门窗，用屏风遮挡。

（3）取体位：协助病人取左侧卧位，双膝屈曲，使臀部移至床沿，垫橡胶单和治疗巾于臀下，退裤子至膝部，弯盘至臀边。（如病人肛门括约肌失去控制能力者可取仰卧位，臀下置便盆）盖好被子，只暴露病人臀部。

（4）将灌肠筒挂于输液架上，调节输液架高度，使筒底离床 30～40cm。

（5）连接肛管，用棉签沾液状石蜡润滑肛管前端，排尽管内气体，见液体流出后，用血管钳夹紧橡胶管。

（6）用左手拿卫生纸分开患儿臀部，显露肛门口，右手将肛管轻轻插入直肠 5～10cm（保留灌肠为 8～12cm），固定肛管。

（7）松开血管钳，使溶液缓缓流入。

（8）观察病人反应及灌肠筒内液面下降情况。

（9）如溶液流入受阻，可轻轻旋转移动或挤捏肛管，必要时拔出检查有无粪块阻塞；如患者感到腹胀或有便意，可告知患者是正常感觉，并嘱病员张口深慢呼吸，放松腹肌并适当降低灌肠筒高度，减慢流速，或夹管、暂停灌肠 30 秒，再缓慢进行灌肠。

（10）待灌肠液将要流尽时，夹住橡胶管，左手拿卫生纸抵住肛门，右手轻轻拔出肛管，用卫生纸擦净肛门。

（11）分离肛管，将其拔出放入黄色垃圾袋的小桶内，取下灌肠筒放于治疗车下层。将弯盘内污物倒入置有黄色垃圾袋的小桶中，弯盘放在治疗车下层。

（12）（能下床自行排便的病人）撤去橡胶单、治疗单，取平卧位，协助其穿好裤子。（不能下床的患者给予便盆，协助排便后及时取出便盆，清洁肛门，撤去橡胶单、治疗巾，协助患者穿好裤子，取平卧位，将床头电铃放于病人易取之处）。

（13）整理床单元，开窗通风，嘱病人卧床休息。

（14）针对性的做好健康教育，嘱病人尽可能保留灌肠液 5～10 分钟后再排便，将卫生纸及床头电铃放于病人易取之处。

（15）回治疗室整理用物，终末处理。

（16）洗手。

（17）记录

1）记录：记录灌肠的情况，包括溶液种类、量，保留时间，以及排出粪便的色、质、量及腹胀的解除情况等。

2）体温单：在当天体温单的大便栏内记录结果。1/E表示灌肠后大便一次；0/E表示灌肠后无大便排出；11/E表示自行排便一次，灌肠后又排便一次。

2. 保留灌肠

（1）携带用物至病人床边，将用物放置在床头柜上，再次核对床头牌上床号、姓名，询问病人姓名，向病人做好解释。

（2）关闭门窗，用屏风遮挡。

（3）取体位：协助病人取左侧卧位，双膝屈曲，使臀部移至床沿，垫橡胶单和治疗巾于臀下，退裤子至膝部，弯盘至臀边。（如病人肛门括约肌失去控制能力者可取仰卧位，臀下置便盆）盖好被子，只暴露病人臀部。

（4）将需要通过肠道灌入的药液抽吸好在注射器内，注射器接肛管并充满肛管排尽气体，用左手拿卫生纸分开患儿臀部，显露肛门口，右手将肛管轻轻插入直肠为8～12cm，固定肛管，将药液注入直肠内，完毕松开注射器与肛管连接处，注射器回抽空气再次接肛管，将肛管内的药液完全注入直肠内。

（5）捏闭肛门保留至少5～10分钟，左手拿卫生纸抵住肛门，右手轻轻拔出肛管，用卫生纸擦净肛门。

（6）分离肛管，将其拔出放入黄色垃圾袋的小桶内，取下灌肠筒放于治疗车下层。将弯盘内污物倒入置有黄色垃圾袋的小桶中，弯盘放在治疗车下层。

（7）（能下床自行排便的病人）撤去橡胶单、治疗单，取平卧位，协助其穿好裤子。（不能下床的患者给予便盆，协助排便后及时取出便盆，清洁肛门，撤去橡胶单、治疗巾，协助患者穿好裤子，取平卧位，将床头电铃放于病人易取之处）。

（8）回治疗室整理用物，终末处理。

（9）洗手。

（10）记录

1）记录：记录灌肠的情况，包括溶液种类、量，保留时间，以及排出粪便的色、质、量及腹胀的解除情况等。

2）体温单：在当天体温单的大便栏内记录结果。1/E 表示灌肠后大便一次；0/E 表示灌肠后无大便排出；11/E 表示自行排便一次，灌肠后又排便一次。

【注意事项】

1. 掌握溶液的温度、浓度、流速、压力和溶液的量，遇伤寒病员灌肠，溶液不得超过 500ml，压力要低（液面不得超过肛门 30cm）。

2. 如为降温灌肠，可用 28～32℃等渗盐水或用 4℃等渗盐水，保留 30 分钟后再排出，排便后隔半小时再测量体温并做好记录。

3. 肝昏迷病人禁用肥皂水灌肠，以减少氨的产生和吸收。

4. 指导病人建立正常排便习惯，多食蔬菜水果，多饮水和加强运动。

5. 灌肠中随时观察病情，发现脉速、面色苍白、出冷汗、剧烈腹痛、心慌气急，应立即停止灌肠，并通知医生。

6. 禁忌证、急腹症、消化道出血病人不宜灌肠。生理盐水充力性心力衰竭、水钠潴留者禁用。

7. 巨结肠灌肠，肛管插入深度应超过狭窄段，每次灌入量不大于 100ml/kg。

八、导 尿 术

导尿术是用无菌导尿管自尿道插入膀胱引出尿液的方法。导尿可引起医源性感染，因此，在操作中应严格掌握无菌技术，熟悉男、女性尿道解剖特点。避免增加患儿的痛苦。

【适应证】

1. 为尿潴留患儿解除痛苦，使尿失禁患儿保持会阴清洁干燥。

2. 收集无菌尿标本，作细菌培养。

3. 避免盆腔手术时误伤膀胱，为危重、休克患儿正确记录尿量，测尿比重提供依据。

4. 检查膀胱功能，测膀胱容量、压力及残余尿量。

5. 鉴别尿闭和尿潴留，以明确肾功能不全或排尿机能障碍。

6. 诊断及治疗膀胱和尿道的疾病，如进行膀胱造影或对膀胱肿瘤患儿进行化疗等。

【见习准备】

1. 消毒包内有小弯盘 1 个，持物钳 2 把，大棉球 10 个，纱布 2 块，左手手套 1 只。

2. 导尿包内有方盘 1 个，治疗碗 2 只，导尿管 8 号和 10 号各 1 条，止血钳 2 把，小药杯 2 个，大棉球 2 个，洞巾 1 块，纱布 2 块，手套 1 副。

3. 另备 0.1%新洁尔灭溶液，无菌液状石蜡，胶布，治疗巾、大毛巾、弯盘。

【操作要点】

1. 女性导尿法 女性尿道短，约 3～5cm 长，富于扩张性，尿道口在阴蒂下方，呈矢状裂。

（1）备好用物进病房，向患儿说明目的，取得合作，遮挡患儿。

（2）能自理者，嘱其清洗外阴，不能起床者，协助其清洗外阴。患儿取仰卧位，护士立于患儿右侧，将盖被扇形折叠盖于患儿胸腹部。脱近侧裤腿，盖于对侧腿上，近侧下肢用大毛巾遮盖，嘱患儿两腿屈膝自然分开，暴露外阴。

（3）将治疗巾（或一次性尿布）垫于臀下，弯盘放于床尾。开消毒包，备消毒液，左手戴无菌手套，将已备好的清洗消毒用物置于患儿两腿之间，右手持止血钳夹0.1%新洁尔灭棉球清洗外阴，其原则由上至下，由内向外（外阜1个，大腿内侧各1个）。清洗完毕，另换止血钳，左手拇、食指分开大阴唇，以尿道口为中心，顺序是：尿道口、前庭、两侧大小阴唇清洗各一棉球，最后一棉球消毒尿道口至会阴、肛门，每一个棉球只用一次，污染棉球及用过的钳子置于床尾弯盘内。

（4）打开导尿包，备0.1%新洁尔灭溶液、无菌液状石蜡。戴无菌手套，铺洞巾，润滑导尿管前端，以左手拇、食指分开大阴唇，右手持止血钳夹消毒棉球再次消毒尿道口。

（5）另换一止血钳持导尿管轻轻插入尿道4～6cm，见尿后再插入1～2cm。

（6）如需作尿培养，用无菌标本瓶或试管接取，盖好瓶盖，置合适处。

（7）治疗碗内尿液盛满后，用止血钳平导尿管末端，交于左手中指间，将尿液倒入便盆内。

（8）导尿毕，用纱布包裹导尿管，拔出，放入治疗碗内。擦净外阴，脱去手套，撤去洞巾，清理用物，协助患儿穿裤，整理床单位，测量尿量并记录，标本送验。

2. 男性导尿术 男性尿道有两个弯曲即活动的耻骨前弯和固定的耻骨下弯；三个狭窄部即尿道内口、膜部和尿道外口，导尿时，须掌握这些解剖特点，以便导尿管顺利插入。

（1）备好用物进病房，向患儿说明其目的，取得合作，遮挡患儿。

（2）备好用物进病房，向患儿说明目的，取得合作，遮挡患儿。

（3）铺治疗巾于患儿臀下，开消毒包，备消毒液，左手戴手套，用消毒液棉球清洗阴茎两次。左手持无菌纱布包住阴茎，后推包皮，充分暴露尿道口及冠状沟，严格消毒尿道口、龟头、螺旋形向上至冠状沟，共3次，最后消毒阴茎背侧及阴囊5次，每个棉球限用一次。在阴茎及阴囊之间垫无菌纱布1块。

（4）打开导尿包，备0.1%新洁尔灭溶液，无菌液状石蜡。戴无菌手套，铺洞巾。滑润导尿管18～20cm。暴露尿道口，再次消毒，提起阴茎使之与腹壁成60°角。

（5）另换止血钳持导尿管轻轻插入尿道一般6～12cm，见尿后再插入1～2cm。

（6）若插导尿管时，遇有阻力，可稍待片刻，嘱患儿张口做深呼吸，再徐徐插入。切忌暴力。

（7）根据需要留取尿培养标本，拔管同女性导尿术。

（8）导尿完毕，清理用物，整理床单位。

【注意事项】

1. 严格执行无菌技术及消毒制度，防止医源性感染。导尿管一经污染或拔出均不得再使用。

2. 插入、拔出导尿管时，动作要轻、慢、稳、切勿用力过重，以免损伤尿道黏膜。

3. 对膀胱高度膨胀且又极度虚弱的患儿，第一次导尿量不可超过 1000ml，以防大量放尿，导致腹腔内压突然降低，大量血液滞留于腹腔血管内，造成血压下降，产生虚脱，亦可因膀胱突然减压，导致膀胱黏膜急剧充血，引起尿血。

九、导尿管留置法

导尿后将导尿管留在膀胱内，以引流尿液，可避免反复插管引起感染。

【适应证】

1. 用于截瘫所致尿潴留或尿失禁患儿。

2. 盆腔手术前留置导尿管，以防术中误伤膀胱。

3. 尿道、会阴术后定时放尿。可保护创面及切口清洁不受污染。

4. 用于某些大手术后或大面积烧伤，以及危重患儿的抢救，可借以观察肾功能。

【见习准备】　除导尿用物外，另备无菌集尿袋、胶布、别针。

【操作要点】

1. 如有阴毛，剃去以便固定导尿管。

2. 导尿后脱下手套，用胶布固定导尿管。

（1）女性：用宽 4cm、长 12cm 的胶布 1 块，将 2/3 部分的一端剪成 3 条。将完整的 1/3 部分贴于阴阜上，撕开三条的中间一条贴于导尿管上，其余两条分别交叉贴在对侧大阴唇及大腿根部。

（2）男性：备单翼蝶形胶布 2 块，固定于阴茎两侧，再用条状胶布环形一周于阴茎上加固，开口处向上，勿使两端重叠，以免压迫阴茎。胶布折叠部分应超出龟头 2cm，在距尿道 1cm 处用胶布将折叠的两条胶布环形固定于导尿管上。

（3）使用佛氏导尿管时，插管后向气囊内注入 3～5ml 无菌生理盐水或空气，即可固定尿管，不致滑脱。

3. 固定后，将导尿管末端与无菌集尿袋相连。引流管应留出足以翻身的长度，用别针固定在床单上，以免翻身时不慎将导尿管拉出。

【护理】

1. 保持引流通畅。避免导管受压、扭曲、堵塞。

2. 防止逆行感染。保持尿道口清洁，每日用 0.1% 新洁尔灭溶液清洁尿道口 2 次，每日定时更换集尿袋，记录尿量，每周更换导尿管 1 次，无论何时，引流管及集尿袋均不可高于耻骨联合，切忌尿液逆流。

3. 鼓励患儿多饮水，常更换卧位，若发现尿液混浊，沉淀或出现结晶，应及时进行膀胱冲洗。每周查尿常规 1 次。

4. 训练膀胱功能。可采用间歇性阻断引流，使膀胱定时充盈、排空、促进膀胱功能的恢复。

5. 患儿离床活动或作检查时，可携集尿袋前往。其方法：将导尿管固定于下腹部；保持集尿袋低于耻骨联合。亦可将导尿管与集尿袋分离，用无菌纱布包裹导尿管末端反折后以胶布扎紧，固定于下腹部；集尿袋开口端用无菌纱布包裹或套入无菌试管内，固定于床单上。患儿卧床时，常规消毒两管开口端后接上。

十、膀胱冲洗法

【适应证】

1. 清洁膀胱，使尿液引流通畅。

2. 治疗某些膀胱疾病，如膀胱炎。

3. 泌尿外科的术前准备和术后护理。

【见习准备】

1. 全套导尿用物，膀胱冲洗器（包括冲洗瓶、连接橡皮管、"Y"型管），冲洗液，别针，调节器 2 个，输液架。

2. **冲洗液** 生理盐水，0.02%呋喃西林溶液，3%硼酸溶液，0.2%洗必泰，0.1%雷呋奴尔溶液，2.5%醋酸。

【操作要点】

1. 依导尿术插入导尿管，并按留置导尿管法固定导尿管。

2. 倒溶液于冲洗瓶内，挂于输液架上（瓶底离床沿60cm）。连接冲洗装置各部（"Y"型管的两个分管，一个接引流管，另一个接导尿管，主管连接冲洗管），将橡皮管用别针固定于床单上。

3. 冲洗前，使膀胱排空，然后夹紧引流管，开放冲洗管，使溶液滴入膀胱，滴速一般为 40～60 滴/分。待患儿有尿意时（或滴入溶液 200～300ml 后），夹紧冲洗管，打开引流管，将冲洗液全部引流出来，再夹紧引流管，按需要量，如此反复冲洗。引流时，"Y"型管须低于耻骨联合，以使引流彻底，每天可冲洗 3～4 次。

【注意事项】

1. 严格无菌操作，防止医源性感染。

2. 寒冷气候，冲洗液应加温至 38～40℃，以防冷刺激膀胱。

3. 冲洗时，注意观察引流液性状，出现鲜血、导管堵塞或患儿感到剧痛不适等情况，应立即停止冲洗，报告医生。

笔记栏